U0305985

辛怡 著

ZHONGGUO NONGCUN
WEISHENG FUWU
KEJIXING
DUI JUMIN JIANKANG
DE YINGXIANG YANJIU

中国农村卫生服务可及性对居民健康的影响研究

Southwestern University of Finance & Economics Press

西南财经大学出版社

图书在版编目(CIP)数据

中国农村卫生服务可及性对居民健康的影响研究/辛怡著.—成都:西南财经大学出版社,2013.6

ISBN 978 - 7 - 5504 - 1085 - 5

Ⅰ.①中… Ⅱ.①辛… Ⅲ.①农村卫生—卫生服务—可及性—影响—居民—健康—中国 Ⅳ.①R127

中国版本图书馆 CIP 数据核字(2013)第 120053 号

中国农村卫生服务可及性对居民健康的影响研究

辛 怡 著

责任编辑:汪涌波
助理编辑:江 石
封面设计:穆志坚
责任印制:封俊川

出版发行	西南财经大学出版社(四川省成都市光华村街 55 号)
网 址	http://www.bookcj.com
电子邮件	bookcj@ foxmail.com
邮政编码	610074
电 话	028 - 87353785 87352368
照 排	四川胜翔数码印务设计有限公司
印 刷	郫县犀浦印刷厂
成品尺寸	170mm × 240mm
印 张	11.5
字 数	195 千字
版 次	2013 年 6 月第 1 版
印 次	2013 年 6 月第 1 次印刷
书 号	ISBN 978 - 7 - 5504 - 1085 - 5
定 价	38.00 元

序

　　健康的价值无须多言。就个体来说,健康是幸福的要素,也是幸福的源泉;就社会来说,国民健康状况是社会发展水平的标志,也是实现发展的禀赋条件。增进健康既是个人的愿望,也是社会经济发展的首要目标之一。经济增长、财富积累最终是为了人的发展,国民的健康和福祉才是发展的根本目的。改革开放 30 多年来,中国经济快速增长,人民的健康状况也大大改善。2010 年中国人均期望寿命已达到 74.8 岁,处于发展中国家前列。但如同经济发展水平不平衡那样,居民健康水平也存在城乡之间、地区之间的不平衡。农村居民的健康水平相对落后,并且农村内部居民之间的健康水平差距也很大。因此,在为我国人民健康水平大幅提高而自豪的同时,也不应忽视居民健康差距的存在和健康不平等的事实,需要对健康方面的弱势人口予以特别的关注。社会经济发展的成果应该人人共享,中国的发展以共同富裕为目标,自然也包括在居民健康方面实现平等与公平。

　　个体的健康状况受很多因素的影响和制约,包括自然环境和生物遗传因素、物质生活水平和生活方式、影响健康的行为、医疗卫生条件等。在影响健康的社会因素中,个人可享有的医疗卫生服务尤其受到关注,是各国卫生公共政策的核心。卫生服务可及性状况会直接影响个体的健康后果。可及性状况可以从两方面度量:一是卫生服务供给特征,指社会可提供的医疗服务资源和提供服务的方式;二是个人利用医疗卫生服务的能力,主要指对服务的经济支付能力。前者涉及卫生资源配置和医疗服务的组织方式,后者主要体现为医疗保障的范围和程度。理想的卫生服务应该是既方便快捷,又能为普通大众经济上可接受。但现实与理想还有很有很大的差距。我国卫生资源配置很不平衡,农村普遍存在医疗卫生资源短缺现象。近年来虽然新型农村合作医疗的发展取得了巨大成就,但医疗保障不足的状况并没有得到彻底改变,农村居民看病费用自付的比例偏高。这造成了农村居民中医疗卫生服务可及性的显著差异和卫生服务获得上的严重不公平。

辛怡博士在本书中利用丰富的调查资料,详细考察了我国农村自20世纪90年代以来卫生服务可及性的变化,实证分析了可及性因素在形成农村居民健康差异中的作用,并深入研究了可及性状况对个人就医行为的影响。结果发现,由于农村居民收入差距扩大和医疗保障不足,我国农村居民健康不平等状况总体上呈现扩大趋势;经济负担能力对居民健康差异的影响要大于服务供给因素的影响。因此,加快农村医疗保障制度建设,同时加强农村基层特别是乡村两级卫生服务能力,对提高我国农村居民健康水平,降低居民健康不平等程度有重要的意义。这些结论对我国农村卫生改革无疑具有重要的政策参考价值。

提高卫生服务的可及性是我国卫生体制改革的目标之一。它包括两方面的任务:一是要重组医疗卫生资源,特别是加强基层和社区卫生服务能力,健全农村三级医疗卫生服务网络和城市社区卫生服务体系;二是健全和完善医疗保障制度,提高个人应对医疗费用支付风险的能力。可及性改善既有利于提高卫生服务的综合效率,也有利于增进卫生服务和健康的公平性。党的十八大和国家卫生改革发展相关规划已就此做出了行动部署。但必须看到,完善国民健康政策,提高国民健康水平是一项长期而艰巨的工作,需要对实践中的问题进行深入细致的研究。我相信辛怡博士的这本书会给读者提供启迪。

陈卫民

2013 年 2 月 20 日

中文摘要

健康是人类生存、繁衍和发展的一项最基本的需要,是人类从事各项社会生产和创造活动的基本前提,同时也是人类社会的共同发展目标。新中国成立初期,中国在健康领域曾经取得举世瞩目的成就。改革开放后,虽然中国人口的平均健康水平不断提高,但提高的速度明显放缓,在国际比较中的优势也明显下降。过度追求经济效益导致对平等的忽视,从而造成某些社会不平等现象扩大。在经济高速发展的浪潮中,农村居民的疾病谱和卫生服务需求也发生了重大的变化。村卫生室作为农村三级卫生服务体系的基础,承担着农村居民治疗、预防、保健的功能,其运行好坏反映卫生服务可及性的大小,并直接影响农村居民的健康水平。

本书在梳理国内外已有的卫生服务可及性等文献的基础上,利用中国健康与营养调查(CHNS)的数据,考察 1997—2006 年间我国卫生服务可及性与健康不平等的关系。本书从主观和客观两个角度分析健康,从供方和需方两个角度考察卫生服务可及性,在对我国健康、健康不平等、卫生服务可及性的变化趋势进行描述的基础上,采用 Grossman 模型建立本书的理论框架,并利用随机截距逻辑回归模型分析卫生服务可及性各变量对健康的作用途径和作用大小,比较需方可及性和供方可及性的作用力度,分析主观与客观模型结果的异同。由于患病农村居民的患病行为可以反映出农村居民的医疗服务需要，体现卫生服务可及性的公平程度，揭示健康不平等的状况，因此在卫生服务公平性的理论指导下，对患病农村居民的患病行为进行了深入分析，并进一步探讨了村卫生室的发展轨迹和改革困境，介绍国际上农村基层卫生服务建设的经验。通过纵向和横向的比较，本书得出以下结论：

第一，通过对四周患病率和健康不良率、疾病构成、常见疾病别患病率、疾病严重程度等几方面的考察，研究发现：1997—2006 年，农村居民的健康水平下降，农村居民的患病严重程度增加。农村居民正面临着感染性疾病与慢性疾病的双重威胁。人口老龄化加速、生活方式改变、公共卫生服务能力下降是导致农村健康水平下降的重要原因，其中农村居民接受预防保健的比例较低，农村改厕进度不明显，公共卫生服务能力亟待改善。

第二，通过极差法、差异指数、不平等斜率指数和集中指数法测算1997—2006 年我国农村居民健康不平等的程度，从不同侧面反映健康不平等的状况。研究发现：伴随着我国农村居民收入的大幅增长和收入差距的扩大，我国农村居民的健康不平等总体上呈现扩大趋势，高收入群体比低收入群体享有更高的平均健康水平，即存在着"亲富人"的健康不平等。但集中曲线与公平线的距离并不遥远，这说明健康不平等的程度不是很严重。

第三，本书度量 1997—2006 年间的我国农村卫生服务的可及性，结果发现：家庭人均收入增长、去卫生室时间减少、看病等待时间减少、村卫生室提供所需药品的能力增强，但是医疗保险的拥有率较低、医疗服务价格偏高且上升速度较快。在潘常斯基（Penchansky）和托马斯（Thomas）的可及性框架下，卫生服务可及性组织障碍较小，经济上的障碍较大，但是否存在个人障碍则要考虑到卫生服务可及性对健康的影响。

第四，采用随机截距逻辑回归模型，实证分析 1997—2006 年卫生服务可及性对农村居民健康的影响。研究发现：在控制个体特征的因素下，四周患病模型的需方可及性变量对健康有显著影响，家庭人均收入越高，个体健康状况越好，未拥有医疗保险的个体的健康水平要好于拥有者；而供方可及性变量只有医疗服务价格有显著影响，价格越高，患病几率越大，而是否提供药品、去卫生机构的时间、看病等待时间却未表现出显著作用；主观自评模型的需方可及性变量中只有家庭人均收入表现出显著性，而供方可及性变量表现不显著；若比较需方和供方作用力度，需方比供方影响程度大；若从时间的动态变化来看，家庭对健康的影响在减弱。四周患病模型中看病等待时间由原来的显著变为不显著,主观自评模型提供所需药品、去卫生机构时间变量由原来的显著变为不显著,这说明供方在一定程度上有改进,但需方却存在个人障碍。

第五,通过对患病农民患病行为的分析,可以发现1997—2006年就诊率、住院率上升。人均门诊费用、人均住院费用、人均费用、人均自付费用总体上呈现上升趋势,这对低收入群体的卫生服务需要转化为需求造成了障碍。同时,我国农村居民的卫生服务不公平性突出,医疗救助制度难以真正起到扶贫效果。另外,乡镇卫生院和村卫生室滞后于社会经济的发展,不能满足广大农村居民多元化的卫生服务需求。

第六,通过纵向比较我国村级卫生服务发展辉煌时期与衰落时期的发展状况,横向对比印度、古巴和巴西等国家的基层卫生服务状况,可以得到以下结论:政府应该承担主要筹资责任,要立足于基层卫生服务建设,同时兼顾效率与公平。

第七,针对当前我国农村居民健康不平等和卫生服务可及性存在的问题,提出了供我国医疗管理主管机关参考的相关政策建议。

关键词:健康 健康不平等 卫生服务可及性 卫生服务公平性 村卫生

Abstract

Health is one of the most basic needs for the survival, reproduction and development of human being, the basic premise of various social activities and creative activities that human beings are engaged in, and also a common development goal of human society. In the beginning of the establishment of the New China, China has made remarkable achievements in the health field. However, since the reform and opening – up, although the average health level of the Chinese population continued to improve, the growth rate was obviously slow and the advantages in the international comparison also decreased significantly. Excessive pursuits for economic benefits led to the neglect of equality, which resulted in the expansion of social inequality. Compared to urban residents, the health of rural residents was still in a weak position. Since the rapid economic development, the spectrum of diseases and health demand of rural residents have undergone great changes. Village clinics as the basis of three – tier health system in rural areas, should undertake the responsibilities of treatment, prevention and healthcare. The running of village clinics reflects the access to health care and directly affects the health level of rural residents.

中
国
农
村
卫
生
服
务
可
及
性
对
居
民
健
康
的
影
响
研
究

After summarizing the home and abroad studies on health inequality, the paper investigates the relationship between access to health care and health inequality in China during 1997 - 2006 by means of China Health and Nutrition Survey (CHNS) data. The paper analyzes health from subjective and objective points of view, and investigates the access to health care from the aspects of supply and demand. On basis of reviewing the changing trends of health, health inequality and access to health care, the paper adopts Grossman model to build the theoretical framework, and analyzes the affecting approaches and degree of the variables of access to health care on health by using random - intercept logistic regression model, compares the affecting degree of access to demander, and supplier, and analyzes the similarities and differences of the results of subjective and objective models. The illness behavior of sick rural residents can reflect their health service needs, show the equality degree of access to health care, and illuminate the situation of health inequality. Therefore, under the theoretical guidance of equity in health care, the paper makes deep analysis of the hospitalizing behavior of sick rural residents, further discusses the development process and reformation difficulty of rural clinics, introduces the international experiences of primary health service construction in rural area, and by vertical and horizontal comparisons makes the flowing conclusions:

Firstly, by analyzing four - week morbidity rate, self - rated ill health rate, the diseases composition, the morbidity of common diseases and the severity of illness , the results show that for the rural residents the health level decreases, and the severity of illness increases. The rural residents are facing the double burden of infectious diseases and chronic diseases. The aging of population, the changing lifestyle and the decreasing of the public health service ability are the main reasons for the deceasing of rural health level.

Secondly, the degree of health inequality of rural residents in China during 1997 - 2006 is measured and calculated by the range analysis, the dissimilarity index, the slope index of inequality (S Ⅱ) and the concentration index to reflect the status of health inequality from different aspects. The studies show that, along with the substantial growth of income and the expansion of income gap for rural residents, their health inequality has widening trend in general. Moreover, higher - income groups have higher health level, compared with the lower - income groups, which means that pro − rich inequalities exist in health. However, the concentration curve is not far from the fair line, which indicates the extent of health inequality is not so serious.

Thirdly, the paper studies the access to health care in rural area in China during 1997 − 2006, and the results are as follows: Per capita household income increases, the time in clinic decreases, the clinic waiting time decreases, and the ability of village clinics to provide necessary drugs increases. But people who have health insurance are less and the medical services price is higher and increasing faster. Under the framework of Penchansky and Thomas, the access to health care has less barriers in organization, more barriers in economy, but whether it has personal barriers needs to consider the effect of health care on health.

Fourthly, by random − intercept logistic regression model, the paper analyzes the impact of access to health care on the health of rural residents during 1997 − 2006. The study shows that: under the control of individual factors, the access variables of the demander in the four − week morbidity model have a significant effect on the health. For example, the higher the per capita household income, the better the health. The health of the individual who owns medical insurance is worse than the individual who doesn't. The access variables of the supplier only have a significant effect on the price of medical service. The higher the price, the higher the morbidity rate. The other variables such as the medicine provision, the time in clinic and the clinic waiting time have not played significant roles. In the subjective model, among the access variables of demander only the per capita household income affects significantly, while the access variables of supplier do not affect the health. The rho has been decreasing which shows that the family's effect on health turns weaker. The affecting degree of the demander is larger than that of the supplier. The clinic waiting time in the four − week morbidity model becomes less significant, and the medicine provision and the time in clinic in the subjective model become less significant, which indicates that the supplier has improved to some extent, but the demander has personal barriers.

Fifthly, through the analysis of illness behavior of sick rural residents, it can be found that clinical rate and hospitalization rates rise during 1997 − 2006. Per capita outpatient costs, per capita cost of hospitalization, per capita costs, and

Abstract

per capita self – payment generally show an upward trend, which creates the obstacles to turn the need to the demand of health service for the low – income people. Meanwhile, the issue of the health service inequity of rural residents is prominent, and the medical assistance system cannot really play the role of poverty alleviation. Moreover, the township hospitals and village clinics are lagging behind the socio – economic development, and also cannot meet the diversified health service demand of major rural residents.

Sixthly, through the vertical comparison of glorious period and decline period of village health services in China and the horizontal comparison of primary health services status in India, Cuba and Brazil and other countries, the paper draws the following conclusions: the government should take the main funding responsibility on basis of the construction of primary health services and take account of both efficiency and just.

Finally, concerning the problems existing in current health inequalities and access to health care, the paper draws the conclusions and puts forward some suggestions for correlative policy.

Keywords: health   health inequality   access to health care   equity in health care   rural clinic

中国农村卫生服务可及性对居民健康的影响研究

目 录

1 导言

1.1 研究背景与意义

健康是人类生存、繁衍、发展的一项最基本的需要,是人类从事各项社会生产和创造活动的基本前提,同时,也是人类社会共同发展的终极目标。因此,早在世界卫生组织成立之初,其在《组织法》中就明确规定:"健康是人类的一项基本权利,各国政府应对人民的健康负责。"半个多世纪以来,人们对健康的理解又有了进一步的发展。著名经济学家阿玛蒂亚·森提出人类发展理论,在他看来,健康是一种重要的人类可行能力(Capability)以及一种"非常基本的自由"(Sen,2002)。只有拥有健康,人们才有能力完成其他"功能性活动"(Functionings),从而实现人的有价值的生活。

健康作为人类发展的首要目标之一,首先表现在它拥有重要的内在价值。健康作为人的重要的可行能力,具有广泛的普适性,"享有长寿(而不是过早死亡)以及活着享受好时光(而不是一种痛苦的、不自由的生活)的可行能力——那几乎是我们每个人都珍视而且向往的"(Sen,2002)。任何人的所作所为必须以活着为前提,生产、生活必须建立在健康的基础上;其次,健康对人类发展的其他各个维度体现出不同程度的工具性价值。健康能够促进经济增长、提高劳动生产率、增加受教育机会、提高个人收入、扩大经济参与,以及影响生育率等(王曲、刘民权,2005)。舒尔茨(Schurz,1997)认为健康和生产率密切相关,儿童的健康状况影响到他们未来在学校和劳动力市场的表现,成人的健康状况与劳动生产率的关系表现得更加直接,因为患病和残疾会影响工作效率,身体不健康的劳动者的劳动生产率显著较低。福格尔(Fogel,1994)研究表明:增加健康投资,对于发展中国家来说至关重要,提高健康水平能够显著促进经济增长。

新中国成立初期,中国在健康领域取得了举世瞩目的成就。世界卫生组织和世界银行将其誉为"以最少的投入获得最大的健康收益",并将"中国模式"介绍和推广到其他发展中国家。然而,改革开放以后,中国一度重视追求经济增长,并以此作为衡量发展的最主要方面(刘民权、王曲,2006)。此阶段,虽然中国人口的平均健康水平仍不断提高,但其速度明显放缓,在国际比较中的优势也明显下降。以儿童死亡率为例,1960 年中国 5 岁以下儿童死亡率为 225‰,1980 年已经降至 64‰,年均降幅 6.3%(该时期,中国的人均收入年均增幅仅为 2.8%)。儿童死亡率下降速度超过了印度尼西亚和马来西亚,也超过了人们当时对中国这样一个人均收入低、经济增长缓慢国家的预期。20 世纪 90 年代,中国儿童死亡率继续下降,但速度却不及印度尼西亚和马来西亚。当时马来西亚与中国一样,儿童死亡率已经很低,但下降速度却快于中国(此时中国、马来西亚、印度尼西亚的儿童死亡率年均降幅分别为 2%、8.5%、6.5%)。中国从"优等生"变成了"差等生"(世界银行,2009)。

过度追求经济效益导致对平等的忽视,从而造成某些社会不平等现象扩大。以收入为例,世界银行的研究报告显示:中国收入基尼系数从 1980 年的 0.320 上升到 1990 年的 0.346,2003 年攀升到 0.449,2007 年为 0.415,超过 0.40 的国际警戒线。西南财经大学与中国人民银行金融研究所(2012)完成的中国家庭金融调查数据显示:2010 年中国家庭的基尼系数为 0.61,城镇家庭内基尼系数为 0.56,农村家庭内部的基尼系数为 0.60[①]。该调查的数据结果是基于全国 25 个省(市)、320 个社区、8438 个随机家庭样本分析而来。在健康领域,同样出现不平等的现象。沈铁失等(Shen etal,1996)认为农村儿童营养不良下降的速度低于城市。刘远立(1999)认为在由计划经济向市场经济转轨的阶段,中国居民的健康差距随着收入差距和卫生服务利用差距的增加而明显扩大。中国母婴保健监测体系数据显示:2003 年最贫困的 20% 人口中孕产妇死亡率为 73‰,而在最富裕的 20% 人口中仅为17‰。张晓波和坎布尔(Zhang,Kanbur,2005)指出,改革开放之后,农村和城市的婴儿死亡率的差距在扩大。与城市相比,农村健康水平仍处于弱势地位。在中国经济高速发展的浪潮中,农村劳动力的流动日益活跃,农村居民的疾病谱和卫生服务需求发生了重大的变化。农村地区某些已经得到控制的地方病、传染病的发病率出现了反弹,慢性病的患病率也大幅增加。一些农村地区职业病和环境污染所致疾病明显上升,对农村居民健康造成了极大威胁。

2003 年以来,中央政府开始强调社会和谐、均衡发展,这反映出政府对社会整体公平性和卫生领域公平性的担忧。导致健康不平等的因素主要有生理因素、行为因素和社会因素。从社会公正的角度出发,生理因素和行为因素造成个体之间乃至群体之间的健康不平等则是可以被接受的,而社会

---

① 甘犁,等. 中国家庭金融调查报告[R/OL]. 2012[2012/12/10]. http://baike. baidu. com/view/186. htm.

因素造成的健康不平等是不能被接受的。社会因素导致的健康不平等往往表现出系统性的社会分层特征，这些不平等完全可以通过社会制度安排加以降低或避免。卫生服务是一种重要的社会因素，阿玛蒂亚·森（2002）认为：健康维护甚至卫生保健是一种首要的善（Primary Good）。普瑞斯顿（Presston，1975）认为一个国家的总体期望寿命的上升很大一部分是由于医疗技术的进步引起的。卫生服务是影响健康的重要社会因素，尽管目前关于卫生服务对健康的影响机制尚无定论，但是，很多的实证研究证实了卫生服务可及性对死亡率和患病率都有着非常大的影响。例如，古巴通过家庭医生制度极大地提高了卫生服务可及性，其健康水平跻身于发达国家行列。斯里兰卡、印度的克拉拉邦也是通过优先提供社会服务，使得在经济落后的国家实现了较低的死亡率（Sen，1998）。

我国计划经济时期，"合作医疗制度、农村三级医疗预防保健网、赤脚医生"的协调运作，改善了农村医疗服务体系，解决了农村居民缺医少药的状况，提高了农村居民的健康水平，维护了农村社会的稳定。20世纪80年代，我国医疗体制市场化，农村地区由于财政投入不足，原先以政府投入为主的县乡两级医疗机构走上了自负盈亏的道路；同时由于村集体失去经济的支持，村级卫生组织的经营模式和经营效果也发生变化。村卫生室作为农村三级卫生服务体系的基础，承担了农村居民治疗、预防、保健的功能，其运行好坏将直接反映卫生服务可及性的大小，间接作用于农村居民的健康水平。

现代的发展观念包含了社会全面进步的丰富内涵，社会进步的终极目的是使全社会各个群体共享发展的物质、精神成果（孙陆军，2005）。社会公平、公正是人类追求的目标。本书以卫生经济学、社会学为理论基础，分析近年来农村居民健康不平等与卫生服务可及性的关系，揭示农村卫生服务筹资、卫生资源配置、利用公平性问题，探索我国村级卫生服务建设，以期为我国农村三级卫生服务体系的发展提供切实可行的政策建议。从目前查阅的资料看，国内关于卫生服务可及性与健康的不平等的相关研究较少，本书的研究在一定程度上拓展了健康不平等的相关理论，丰富了卫生服务可及性对健康不平等的相关内容，对推动村级卫生服务建设相关政策研究具有重要的理论意义。

当前，我国正处于构建和谐社会、推动社会公平的改革当中。2005年7月，国务院发展研究中心的研究报告认为：当前，医疗服务的公平性下降，卫生投入的宏观效率低下，医疗卫生体制改革基本上是不成功的。这一结论在之后得到联合国开发计划署的印证。2005年9月，联合国开发计划署驻北京代表处发表《2005 年人类发展报告》,指出中国医疗体制并没有帮助到最应得到帮助的群体,特别是农民,结论是医改并不成功。正是这样的结论让 2005 年成为我国新一轮医疗体制改革的起点。2006 年 9 月,成立了由 11 个有关部委组成的医改协调小组,新一轮的医改正式启动。虽然中国的改革最早是从农村开始的,但是发展至今,农村问题仍是影响中国经济社会发展的重要问题。我国是一个农村人口占绝大多数的发展中国家,如何深化农村卫生体制改革,促进农村卫生事业发展,增进农村居民健康水平,直接关系到国民经济和社会发展,关系到农村的社会稳定。村级卫生服务是与农村居民最直接相关的服务领域,是三级卫生服务网络的网底,承担了广大农村居民最基本的健康保障服务,是农村居民健康的"保护伞"和农村社会的"稳定器"。农村卫生水平得不到有效提高,不仅影响到我国居民的健康水平,也带来了诸如贫困、公众不满情绪增加、群体间关系失衡等一系列社会不稳定问题。在医疗改革的进程中,如何发展村级卫生服务,如何提高农村卫生服务可及性,如何改善农村居民健康不平等的局面,是摆在我们面前一个严峻而重大的课题。

1.2 研究思路与本书研究结构

1.2.1 研究思路

本书中的健康不平等是指不同人群健康状况的差异。卫生服务可及性的概念取自潘常斯基(Penchansky)和托马斯(Thomas)的定义,即医疗系统和患者之间的"适合度"。本书将卫生服务可及性划分为两类:一类是供方可及性,即医疗卫生服务提供方是否能提供充足的和公平的卫生服务资源;另一类是需方可及性,即个人是否有能力获得由供方提供的医疗卫生服务。本书的指标会根据数据本身的情况进行选取。

经济转轨时期,在我国农村居民收入水平不断提高的情况下,农村收入不平等的程度却在不断地加剧。在健康领域是否出现了同样的问题,健康水平是否上升,健康不平等的差距是否在拉大。对健康平等的追求不仅包括对结果公平的追求,还包括对机会公平的追求。卫生服务可及性可以间接反映出农村居民对卫生资源利用的难易程度,患病农村居民对卫生资源的使用情况能够直接反映出卫生服务公平性程度。因此在健康不平等的背景下,继续探寻卫生服务可及性对农村居民健康的影响,探寻卫生服务利用、卫生服务筹资、卫生资源配置的公平性。

本书首先考察农村居民的健康水平、健康不平等状况,并在控制个体特征因素的条件下,从供方和需方两方面探讨卫生服务可及性对健康不平等的影响,由于患病农村居民的患病行为可以反映出农村居民的医疗服务需求,体现卫生服务可及性的公平程度,因此接下来在卫生服务公平性的理论指导下,揭示卫生服务筹资、卫生资源配置、利用公平性问题,最后分析当前村卫生室的改革困境,总结国际上农村基层卫生服务建设的经验,得出相应结论并提出相关对策建议。

具体来说,本书研究内容可分解如下:

(1)我国农村居民的健康水平现状如何,表现特点和变化趋势怎样,农村居民健康面临着哪些问题及可能的原因是什么。

(2)我国农村居民内部是否存在健康不平等,如果存在,健康不平等的程度如何,健康不平等呈现一个怎样的变化过程,即变化趋势如何。

(3)我国卫生服务可及性的现状及变化过程怎样,近年来卫生服务可及性存在哪些问题及可能的原因是什么。

(4)我国卫生服务可及性是否影响健康。如果影响,影响的程度如何,通过什么途径影响,需方和供方卫生服务可及性对健康的影响哪一个影响更大。如果不影响,原因是什么,几年来的情况是否相同。

(5)农村地区的卫生服务利用是否公平,卫生服务筹资是否公平,卫生资源配置是否公平。首先考察卫生服务利用公平,以患病的农村居民为例,他们生病时会选择什么样的治疗方式,选择就诊的比例有多大,住院情况如何,会产生多少治疗费用;接下来探讨卫生服务筹资公平性,比较不同收入组的筹资差异;最后探讨农村地区与卫生资源配置的公平性如何,是否能够满足农村居民的需求。

(6)在以上研究的基础上,深入探讨村级卫生服务的建设,并借鉴其他发展中国家的先进做法,分析村级卫生服务发展的国际经验,探讨村卫生室如何才能与县乡医疗机构有效结合,承担广大农村居民的健康教育、计划免疫、妇幼保健、常见病和多发病的一般诊治和转诊服务等一系列工作,做好农村居民健康的"保护伞"、公共卫生的"守门人"。

1.2.2 本书研究结构

第一部分为导论,首先交代本书研究的背景与意义,说明本书的研究思路、结构,接下来介绍数据来源和研究方法,最后指出可能的创新点。

第二部分为文献综述,界定农村居民、健康、健康不平等、卫生服务可及性概念,介绍度量方法,归纳整理相关经验文献,以此确定本研究的切入点,为实证分析部分提供理论依据,也为实证结果的解释做好必要的理论铺垫。

第三部分是农村居民的健康及健康不平等,利用调查数据,从主观和客观的角度考察1997—2006年我国农村居民总体健康水平,分析四周患病率和自我评估健康的变化过程,分析患病群体的疾病构成,分析患病群体的疾病严重程度。描述总体健康状况之后,分别使用极差法、差异指数法、集中指数法测算健康不平等,分析1997—2006年农村居民健康不平等的现状及变化进程,最后指出我国农村居民健康、健康不平等面临的问题以及形成该问题的原因。

第四部分是卫生服务可及性,利用调查数据从需方和供方的角度对卫生服务可及性进行分析,最后归纳卫生服务可及性存在的问题,分析其可能的原因。

第五部分是卫生服务可及性与健康不平等的关系:理论框架和实证模型,Grossman健康需求模型是研究健康问题的理论基石,卫生服务可及性是通过影响居民对医疗保健利用的程度而间接影响健康,卫生服务公平性理论是评价卫生服务利用公平程度的重要理论。这部分首先介绍了Grossman健康需求模型和卫生服务公平性理论,接下来构建本书的理论框架,介绍分析方法,提出研究假设,构建实证模型。

第六部分为卫生服务可及性对农村居民健康的影响,这是本书的重要内容。在第五部分的基础上,利用分层线性模型,分析卫生服务可及性对四周患病和自我评估健康状况的影响,比较随机截距逻辑回归模型与常规逻辑回归模型的差异,指出卫生服务可及性各变量的显著性及边际影响,利用健康需求理论解释分析结果,分析主观、客观两个模型的异同,比较需方可及性和供方可及性影响程度的差异。

第七部分为患病农村居民的患病行为分析,这是本书的另一重要内容。根据调查数据,选择患病样本,比较调查年份的治疗方式、就诊率、住院率、未就诊比例、首诊医疗机构和治疗费用情况。在对以上指标分析时,按个人收入分组,利用卫生服务公平性理论解释不同群体患病行为的差异。

第八部分是村卫生室发展的问题分析与经验探讨,从供给角度对卫生服务可及性做进一步的深入分析,探讨可及性问题的制度成因。在本部分,将介绍我国村级卫生服务发展过程,指出当前我国农村卫生改革困境,分析借鉴国外先进的制度经验,探讨我国三级卫生服务体系建设。

第九部分结论及政策建议。对全书的研究进行概括总结,得出结论,指出本书的研究局限,并提出相关的政策建议。

1.3　数据来源与研究方法

1.3.1　数据来源

1.3.1.1　中国健康与营养调查(CHNS)

本书的数据来自于中国健康与营养调查(CHNS)。中国健康与营养调查(CHNS)由美国北卡罗来纳大学人口研究中心和中国疾病预防控制中心共同设计和调查。该调查采用多水平、随机群体抽样方法,收集了有关人口健康、医疗保健、卫生服务可及性、营养、家庭收入等信息。至今,分别于1989年、1991年、1993年、1997年、2000年、2004年、2006年、2009年做过中国健康与营养调查。1993年之前调查的省(区)包括:辽宁、山东、江苏、河南、湖北、湖南、广西和贵州,1997年没有调查辽宁,增加了黑龙江,2000年辽宁又重新回归,之后调查区域始终保持这九个省(区)。中国健康与营养调查覆盖了东、中、西三类地区,每个省区选择4个县:1个高收入县、2个中等收入县、1个低收入县,又在每个县中抽选1个县城镇和3个村落,3个村落的收入情况又分别代表该县的高、中、低三类。

根据调查对象,CHNS的数据可以分为三类:个人调查数据、家庭调查数据和社区调查数据。在个人调查中,收集了人口特征、经济收入、营养健康状况、生活方式、生育史、卫生资源利用等信息;在家庭调查中,收集了人口学、经济收入、时间分配、劳动参与、卫生服务可及性等数据;在社区调查中,收集了基础设施(水、运输、电力、通信)、社区服务(计划生育、医疗机构及设施)等详细数据。

本书旨在研究卫生服务可及性对农村居民健康的影响。由于2009年CHNS数据并未对卫生服务可及性做调查,所以选取1997年、2000年、2004

年、2006 年的数据分别进行分析。这里要特别说明的是,由于 2004 年、2006 年中国健康与营养调查问卷将儿童从农村居民群体中分离出来,在涉及本书的某些内容分析上,与成人调查表不一致,为了不影响分析,所以本书将考察对象界定为 18 周岁以上的农村居民。为了研究需要,本书删除变量缺失的样本,得到本书实证分析所用的有效样本。

    1.3.1.2   国家卫生服务调查数据(NHS)及《中国卫生统计年鉴》、《中国农村统计年鉴》

本书数据多采用国家卫生服务调查数据(NHS)以及相应年份的《中国卫生统计年鉴》、《中国农村统计年鉴》的数据。国家卫生服务调查由卫生部统一组织,开始于 1993 年,每五年开展一次,目前已开展四次。国家卫生服务调查采用多阶段分层整群随机抽样的方法,在全国 31 个省、自治区和直辖市中抽取了 90 多个县(市、区)、400 个以上乡镇(街道)、900 多个行政村(居委会),超过 12 万以上的人进行了调查。本书采用的是国家卫生服务调查官方公布的调查结果。

1.3.2   研究方法

(1)文献分析研究方法

通过文献分析,归纳总结国内外已有研究成果,在此基础上,界定健康、健康不平等、卫生服务可及性各自的概念内涵、度量指标。总结归纳卫生服务可及性对健康不平等的影响,确立本书的理论框架。通过查阅相关政策条文和国内外相关文献,全面了解中国的健康、健康不平等和卫生服务可及性、村级卫生服务建设现状。总之,文献分析建立了本书研究的理论和数据基础。

(2)统计学研究方法

常规的线性回归分析的基本先决条件是线性、正态性、方差齐性以及独立性。对于分层数据而言,同组个体之间比不同组个体之间更为相似,方差齐性和独立性这两个条件并不满足。按照传统的回归方法来计算,会使估计的标准误差变小,过高估计结果的显著性(Hobcraft,1982)。而分层线性模型正是为了解决此类问题,分层线性模型使研究者可以估计各层面上的变化以及各层面变量之间的关系。

本书利用分层线性模型来分析卫生服务可及性对健康的影响。分层线性模型的特点在于嵌套结构的分析,这种嵌套性的样本用传统的 OLS 回归会导致估计误差。分层线性模型不仅可以减少这种统计误差,而且可以避免主观人为选择分析单位而可能导致的错误。分层线性将层面的数据与个体数据连接,探讨组内效应和组间效应。分层线性各层样本均作为分析单位,而且可以探究变量之间的交互作用。

(3)比较分析研究方法

本书对健康、健康不平等、卫生服务可及性、患病行为、村级卫生服务供给的变化进行分析时,采用横向和纵向的比较。

纵向分析主要表现在以下几个方面:第一,利用 CHNS 数据,纵向比较1997—2006 年农村居民患病率、健康不良率、疾病构成、疾病严重程度等健康指标,从中发现我国农村居民健康水平的变化趋势;第二,根据 1997—2006 年数据,对健康不平等程度进行纵向分析,比较健康不平等的变化趋势;第三,纵向比较 1997—2006 年患病的农村居民的治疗方式、就诊率、首诊医疗机构、医疗费用和筹资贡献率;第四,纵向比较我国不同时期农村村卫生室发展状况。

横向分析主要表现在以下几个方面:第一,将不同收入别的患病率、健康不良率、治疗方式、就诊率、首诊医疗机构、人均医疗费用进行横向对比;第二,在对我国农村居民健康、健康不平等、卫生服务可及性和就医行为进行分析时,将中国健康营养调查与国家卫生服务调查的相关数据结果进行对比,加深理解,印证分析结论;第三,在考察发展中国家农村基层医疗服务供给模式时,通过横向比较分析,总结发展经验并确定我国基层医疗服务的发展方向。

需要说明的是,本书所有数据分析都使用 stata10.0 软件完成。

1.4 可能的创新

1.4.1 本书系统研究了中国农村卫生服务可及性与健康不平等的关系

从目前查阅的资料看,国内关于卫生服务可及性与健康的不平等的研究较少,缺乏对卫生服务可及性和健康不平等关系的深入探讨。本书从主观和客观两个角度分析健康,从供方和需方两个角度考察卫生服务可及性,探究卫生服务可及性对我国农村居民健康不平等的影响。在以上研究的基础上,又从需方、供方角度分析患病农村居民的患病行为特点,并从供方角度探讨村级卫生服务的建设。以上研究丰富和拓展了国内的卫生服务可及性和健康不平等的相关理论研究,有一定的理论和实践价值。

1.4.2 对中国农村健康不平等及卫生服务可及性进行动态考察

目前,国内研究多在某一年份上分析健康不平等和卫生服务可及性,缺乏时间序列上的变化分析。本书对 1997—2006 年 CHNS 数据进行了分析,了解健康不平等和卫生服务可及性的变化及走向,能够更为全面客观地反映现实,进一步拓展与补充国内相关研究。

1.4.3 本书利用分层线性模型,动态地考察了卫生服务可及性对农村居民健康的影响

目前,国内鲜有卫生服务可及性对居民健康影响的研究。宋月萍(2006)、苗艳青(2008)利用多元回归、逻辑回归方法,研究卫生服务可及性对农村居民健康的影响。健康不仅受到个体特征因素影响,还受到家庭变量的作用,由于使用常规线性模型分析的前提条件是线性、正态性、方差齐性、独立性,国内学者在分析时却将个体和家庭特征一起作为自变量,忽略了后两个条件。多元回归和逻辑回归方法无法分割家庭层次和个人层次对个体健康的独立影响,分层线性模型却可以很好地解决样本嵌套问题。另外,从动态的角度实证检验卫生服务可及性对农村居民健康的影响,可以比较各变量显著性的变化情况,剖析变化的深层次原因。

2　文献综述

2.1 相关概念界定与度量

2.1.1 农村居民的概念

农村居民是指以农村为居住地并参与当地社会生活的人。农村，又称乡村，指农业区，有集镇、村落，以农业产业为主，包括各种农场(包括畜牧和水产养殖场)、林场、园艺和蔬菜生产等。我国的指标中并没有直接规定"农村"的统计口径，而是规定了"市镇总人口"和"乡村总人口"的衡量标准。"市镇总人口"是指市、镇辖区内的全部人口，"乡村总人口"是指县(不含镇)内全部人口。这里要说明的是，"市"是指经国家规定成立"市"建制的城市；"镇"指经省、自治区、直辖市批准的镇①。

与"农村居民"最容易混淆的是"农民"的概念。农民是指户口登记在农村并有农业户口的人。农村居民是一个地域划分的概念，但居住在农村的人并不一定都是农民，农民也并不一定都居住在农村。

2.1.2 健康的概念与度量

2.1.2.1 健康的概念

对健康的概念理解是一个动态演进的过程。1978 年，在国际初级卫生保健大会上，世界卫生组织指出：健康不仅仅是无病或身体不虚弱，而是身心健康、社会幸福的完好状态。在此会议上给出健康的具体标准为：①精力旺盛，能够平静地从事日常生活和处理繁重的工作，而不感到过分紧张与疲劳；②有着积极的处世态度，勇于并乐于承担责任；③有较好的环境适应能力，对于各种变化都能够泰然处之；④能够很好地休息，拥有良好的睡眠；⑤对感冒和传染病等有一定的抵抗能力；⑥站立时头、肩、臂的位置相互协调，身材匀称，体重与身高的比例合适；⑦眼睛明亮，没有眼科疾病，反应敏捷；⑧牙齿整洁卫生，牙齿颜色洁白，没有相关的牙科疾病；⑨头发健康，无头屑，有光泽；⑩肌肉结实，皮肤光滑有弹性(WHO,1978)。以上标准的前四条

---

① 1984 年国家统计局规定，凡县级地方国家机关所在地，或总人口在 2 万人以下的乡，乡政府驻地非农业人口超过 2000 人的，或总人口在 2 万人以上的乡，乡政府驻地非农业人口占全乡人口 10% 以上的，均可建镇。

为心理健康的内容,后六条则为生物学方面的内容(生理、形态)。心理健康和社会健康是对生物医学模式下的健康的有力补充和发展,这种新的观念使人们对健康的认识从简单的生物学模式演变为生物—心理—社会医学模式。1989 年世界卫生组织继续深化健康的概念,认为健康不仅包括躯体健康(Physical Health)和心理健康(Psychological Health),还包括社会适应性良好(Good Social Adaptation)和道德健康(Ethical Health)。

2.1.2.2 健康的度量

健康的度量是将健康概念以及与健康有关的事物或现象进行量化的过程。目前,健康的度量指标主要包括以下几类:①死亡指标:总死亡率、婴儿死亡率、新生儿死亡率、5 岁以下儿童死亡率、孕产妇死亡率和疾病死亡专率等;②寿命指标:期望寿命①、减寿年数等;③残疾指标:残疾率;④疾病指标:患病率、发病率;⑤生存质量指标:伤残调整生命年(DALY)②、质量调整生命年(QALY)③、日常生活活动和器械活动能力指数等;⑥营养状况指标:日摄入营养成分量;⑦生长发育指标:身高、体重、胸围、血压、肺活量、身体质量指数④、HAZ / WAZ 评分⑤等;(7)主观指标:自我评估健康指数(SRHS)等。

健康度量的发展经历了一个漫长的历史过程,它的度量对象从群体转向个体,度量范围从是否患病扩大到度量疾病的结局;从对死亡和疾病的负向度量逐渐扩大到以健康为中心的正向度量;从对疾病的客观度量扩大到主观度量;从对生物学因素的度量扩大到对行为、心理因素和社会因素的综合度量。

健康是个多维度的概念,从大的方向来说,可以分为主观和客观角度。主观角度是指个体对自身健康状况的评估,客观角度是从实际的身体的生理表现进行评价。以上的七类度量指标,前六类是从客观角度评价,第七种从主观角度评价。

---

① 指某个年龄尚存的人今后预期的平均存活年数,不同性别、不同年龄人群期望寿命不同。

② 指从发生某类疾病后从发病到死亡所损失的全部健康年,包括因早死所致的寿命损失年和疾病所致伤残引起的健康寿命损失年两部分。

③ 主要通过计算不同生命质量的存活年数相当于多少生命质量为完全健康的存活年数,再与生命数相乘,所得的生命年数即为质量调整生命年。

④ 身体质量指数(BMI)为体重除以身高的平方。身体质量指数是国际上常用的衡量人体胖瘦程度以及是否健康的一个微观指标。BMI 也用来推算儿童是否超重,BMI 是通过体重来反映健康状况,总体上说是一个中立而可靠的指标。

⑤ 国际上通常使用年龄别身高 Z 评分(HAZ)、年龄体重 Z 评分(WAZ)来衡量儿童健康/营养水平。HAZ / WAZ 评分是将研究的儿童与同年龄、同性别"参照儿童组"进行比较,通过 Z 评分计算该儿童与参照儿童的身高或体重的相对差距。

死亡率是使用频数最多的客观指标之一。死亡率是指在一定时期内，死亡总人数与该人群同期平均人口数之比，新生儿死亡率、婴幼儿死亡率、儿童死亡率和孕产妇死亡率能够敏锐地反映出一个国家和地区的物质生活环境和卫生保健对人口健康的影响。死亡率属于宏观指标，一般从政府发布的统计资料中获得。由于政府管理机构对死亡率数据的统计方法相对比较严格，因此数据的质量和可靠性较高。患病率＝患病人数/总人口数，它可以从宏观上衡量总人口的疾病发生状况。发病率＝新增病例数/总人口数，它多用于对预防或干预措施进行评价，医疗诊断记载的具体疾病情况是这类指标常见的获取途径。两周患病率和慢性病的发病率在衡量健康水平时较为多见。

在 WHO（世界卫生组织）的报告中，曾经使用期望寿命、伤残调整生命年、质量调整生命年来比较各个国家的健康水平。从营养角度考察健康水平时，国际上通用身体质量指数和 HAZ/WAZ 评分（儿童）。

自我评估健康指数是一个常用的主观指标，通常由"好、良、一般、差"四项构成。它的优点在于容易获得、操作简便，能够基本反映出个体的健康状态。但拉吕（LaRue，1979）证明自我评价健康指数和由医疗起作用的健康情况之间有很高的相关性，即在医疗技术水平较高的地区，人们的自我评价健康指数较低，而医疗技术水平较差的地方，人们的自我评价健康指数反而较高。自我评价指数它的缺点在于带有不可避免的主观性，不一定能够准确地反映调查者的健康状态。巴特尔和陶布曼（Bartel and Taubman，1979）认为"两个健康状况完全一样的人未必对自己的健康状况做出同样的评价"。

根据 WHO 对健康的定义，健康既包括客观状况，也包括主观感受。死亡率、患病率等客观指标只强调躯体健康，没有考虑个人的主观感受。个人的心理和精神状态在这些客观的健康测度指标中没有得到很好地体现。而自我健康评估指数指标虽然从一定程度上能够反映个人的躯体健康，但它更强调主观性。所以对健康进行度量时，最好是各类健康指标共同使用，既要考虑健康的客观指标，也要考虑健康的主观评价。

2.1.3 健康不平等的概念与度量

2.1.3.1 健康不平等的概念

关于"健康不平等"的概念，目前仍无定论。这主要是研究者观察角度的差异所造成的。落谢尔与布什（Fanshel，Bush，1970）、温斯坦与斯塔森（Weinstein，Stason，1977）使用健康寿命来定义健康不平等；盖克斗

（Gakidou，2000）利用健康的风险来定义健康不平等，班纳吉（Banerjee，2004）利用医疗护理不平等来定义健康不平等。

瓦格斯塔夫（Wagstaff，2001）认为健康不平等的内涵体现在两个方面：纯粹健康不平等和社会经济健康不平等。纯粹健康不平等是指一个国家或地区一定时期人群的健康分布的差别，社会经济健康不平等主要是指一个国家或地区一定时期不同社会经济特征人群的健康分布差别。纯粹健康不平等并不考虑社会经济状况对目标人群健康差异的影响，社会经济健康不平等考虑到社会因素对健康不平等的影响，社会因素主要包括收入、教育、职业、文化。

研究健康不平等与健康不公平的区别，可以更好地理解健康不平等的含义。阿玛蒂亚·森从规范的角度将健康的低下归因于人类的基本可行能力的不完整而导致的实质性自由的丧失，他认为健康的不公平就是由各种制度、社会等原因造成的对人类基本可行能力即健康的剥夺（Sen，1996）。怀特里德（Whitehead，1997）提出：健康不平等（Health Inequalities）既包括不必要的、不可避免的不平等，也包括可避免的、不公正的不平等。其中前一个不平等是可接受的，后一个不平等是不可接受的。不可接受的不平等就是健康不公平（Health Inequity）。健康公平意味着每个人都应该获得理想的、公平的机会去实现自己全部的健康潜力，而不是因为自身是弱势群体而丧失这样的机会。波瑞门（Braveman，2006）认为健康不平等是健康状况的差异。在这种差异当中，处于不利地位的社会群体比那些处于有利地位的群体具有更差的健康状况，面临着更大的健康风险。本书采用的是波瑞门（Braveman，2006）的概念。

刘宝、胡善联（2002）利用组织结构图清晰地分析了健康不平等和健康不公平的区别（见图2.1）。

龚幼龙（2002）从公平性的角度分析了健康不平等的实质和内涵。他认为健康不平等包括机会不平等、条件不平等和结果不平等三个方面。机会不平等是指个体获得健康的机会不均等，存在社会经济因素导致的机会差别，例如是否所有的群体都能够拥有医疗保险；条件不平等是指个体获得卫生服务的条件存在差别，比如卫生服务的价格太高、与卫生机构之间的距离太远，这些因素都会使一部分人不能获得应该享有的卫生服务，此时就为条

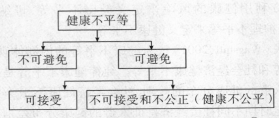

图2.1　健康不平等与健康不公平的关系图①

件不平等;结果不平等就是指由于社会经济因素导致健康禀赋相似的个体的健康水平存在差别,也就是健康不平等,比如说收入和教育水平越高的个体,健康状况相对较好。

2.1.3.2　度量

瓦格斯塔夫(Wagstaff,1991)提出了五种度量健康不平等的方法,并对每种方法的优点和缺点进行了总结和评价。在这五种方法中,不平等的斜率指数和集中指数能够相对准确地刻画健康不平等的状态。

(1)极差法(the Range)

极差法是常用的一种度量健康不平等的方法。首先,它将人群按其社会经济状况分成几组,并列出每个组别的健康水平,然后比较社会经济状况最好组与最差组之间的健康水平差异,这里的比较既可以用最好组与最差组的差值表示,也可以用最好组与最差组的比值表示。其值越小,说明不平等的程度越低。

极差法描述了健康在不同社会经济状况人群之间分布的不平等。它的优点在于操作简单,能够直接比较两组的健康状况差异,极差法的不足之处在于:①它能够比较出最好组与最差组的健康差异,而忽略中间层次的差异,不能反映所有层次的变化情况。②利用极差法无法进行横向和纵向的比较,由于极差法没有考虑到各组之间样本大小的变化,所以不能直接比较不同阶层在不同地区、国家或不同的时间段的健康水平。极差法只能粗略地分析健康不平等状况。

(2)洛伦兹曲线和基尼系数法(the Lorenz curve and Gini co-efficient)

洛伦兹曲线和基尼系数法是描述收入不平等的重要方法。从根本上来说,对健康不平等的度量源自于对收入不平等的度量(詹宇波,2009)。图

2.2 中的对角线是公平线,曲线是健康洛伦兹曲线。如果洛伦兹曲线与公平线重合,代表健康状况分布是均匀的;如果洛伦兹曲线偏离公平线,比如图中洛伦兹曲线在公平线的下方,则代表健康不平等。洛伦兹曲线离公平线越远,表明不平等的程度越大。图2.2 的横轴为健康状况由差到好排序的人口累计百分比,纵轴为健康累计百分比。洛伦兹曲线上每一点表示人口累计百分比对应的健康累计百分比。

公平线与洛伦兹曲线之间的面积与公平线下的面积的比值,即为基尼系数。基尼系数的取值范围在 0 ~ 1 之间,其值越大,代表不平等的程度也越大。当洛伦兹曲线与公平线重合时,基尼系数为 0,当洛伦兹曲线与正方形两边重合时,基尼系数为 1。

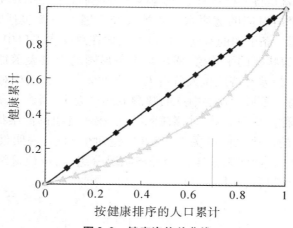

图2.2　健康洛伦兹曲线

由图2.2 可以看出,健康洛伦兹曲线可以避免极差法出现的问题。它按照健康好坏进行分层,考虑到不同群体的健康状况,不同国家、地区或不同年份可以相互比较。由于洛伦兹曲线是按照健康状况进行分层,并没有按社会经济因素对人口进行分类,这是该方法的主要缺陷。

（3）差异指数法（the Index of Dissimilarity）

假设按照社会经济状况将调查人群分为 j 组,$j = 1, 2, 3, \cdots$,则差异指数（ID）为:

$$ID = \frac{1}{2} \sum_j |S_{jh} - S_{jp}|$$

上式中,S_{jh} 表示第 j 个水平人群的患病（健康）比重,S_{jp} 为某个社会经济特征第 j 个水平的人口比重,将健康比重与人口比重差的绝对值累加求和后,再除以 2 即可得到差异指数。S_{jh} 和 S_{jp} 的差异越大,ID 的值就越大,不平等的程度就越高,ID 可以用小数,也可以用分数表示。

差异指数通过计算每个层次人群的健康比例和人口比例的差异,揭示由于收入不平等造成的健康不平等状况。但差异指数仅仅对每个社会阶层的健康水平占的比例与每个社会阶层占的人口比例进行比较,而不是这种差异与社会经济阶层的状况进行比较。另外,差异指数的计算结果是一个正值,不能反映出健康不平等存在于哪些阶层。

(4)不平等的斜率指数及相对指数法(the Slope and Relative Index of Inequality)

这种方法就是将人群按社会经济因素分组后,并按社会经济状况进行排序,计算每个组对应的健康水平。社会经济因素一般包括收入、教育程度、职业等变量。条形图的宽度表示该组人群在总样本人口中所占比重,高度表示每组健康状况的平均值,横轴每个条形图的中点表示每组人群的相对排序。例如,最差经济地位人群占人口的 20%,那么,其相对排序是 0.1,依次类推,将每一条形图顶层中点的观测值连接起来,得到一条直线。这条直线的斜率被称为不平等斜率指数(SⅡ),它揭示各组的健康状况与其对应的社会经济组的次序之间的关系。SⅡ的绝对值越小,说明健康平等性越好。不平等斜率指数体现按照社会经济状况分组后,从最差组到最好组的健康水平的改变过程(见图 2.3)。

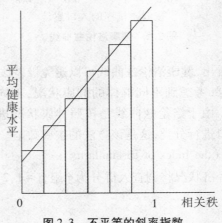

图 2.3　不平等的斜率指数

不平等的斜率指数与先前介绍的三种方法不同,它能够说明社会经济因素对健康不平等的影响,能够反映出社会经济因素对人群健康水平的敏感特征。假设每个人的健康水平是原来的两倍,条形图的高度也会变为原来的两倍,那么SⅡ也会变成原来的两倍,在此过程中,相对的差异仍然不变,但绝对的差异拉大。SⅡ描述绝对差异,当描述相对差异时,我们称之为不平等的相对指数(RⅡ),相对指数的公式为:RⅡ＝SⅡ/平均健康水平。

(5)集中曲线和集中指数法（the Concentration Index）

集中曲线和集中指数法是在洛伦兹曲线和基尼系数法的基础上进行改进,它从多维角度分析不同社会经济特征人群的健康状况分布差异。如图2.4所示,对角线为公平线,曲线为集中曲线。首先将人群按照社会经济因素由差到好进行排列,并把它平均分成几组,横轴代表排序分组后的人群累计百分比,纵轴代表健康累计百分比,集中曲线上的每点表示相应人群代表对应的社会经济组别人群的健康累计百分比。若集中曲线与对角线重合,则代表健康水平在社会经济组之间的分布是均匀平等的。若集中曲线与对角线越远,则不同等级之间健康不平等的程度越大。集中指数法也可用于度量疾病的不平等性。在这种情况下,如果集中曲线在对角线的上方,则代表疾病集中在较低的社会经济组之间;如果集中曲线在对角线的下方,则疾病集中在较高的社会经济组之间。

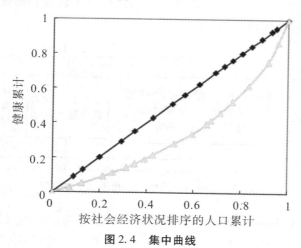

图2.4 集中曲线

集中指数(CI)的几何含义为公平线与集中曲线所围区域面积的两倍,它说明了与社会经济因素相联系的健康不平等程度。$-1 \leq CI \leq 1$,当集中曲线在对角线以下时,CI＞0;当集中曲线与对角线重合时,CI＝0;当它位于对角线上方时，CI < 0；当集中曲线与正方形上面、下面两边重合时，CI = -1 和 CI = 1。因此，计算集中指数既可以用分割法，也可以用公式法。分割法是将集中曲线与横轴所围的区域用竖线分割，求解分割后区域的面积，再与三角形面积求差。公式法是利用 CI = $2Cov(x, h)/\mu$，这里 μ 是平均健康水平，$Cov(x, h)$ 是相关秩 x 和健康水平 h 的协方差。

综上所述，集中指数法避免了极差法、差异指数法、洛伦兹曲线和基尼系数的缺陷，它反映了所有人群的状况，它按照社会经济状况排序，反映社会经济状况对健康分布的敏感程度。

2.1.4　卫生服务可及性的概念与度量

2.1.4.1　概念

安德森（Andersen，1968）、艾迪（Aday，1974）、潘常斯基和托马斯（Penchansky，Thomas，1981）都曾对卫生服务可及性（Access to Health Care）的概念做过精辟的分析，其中安德森（Andersen，1968）认为：卫生服务可及性是指"通过何种途径，进入到卫生服务体系当中并且选择继续治疗过程"。为了更好地理解卫生服务可及性，安德森（Andersen，1968）建立了卫生服务利用的行为模型。他认为应从环境因素、人群特征、卫生行为和健康结果四方面评价度量可及性（见图 2.5）。

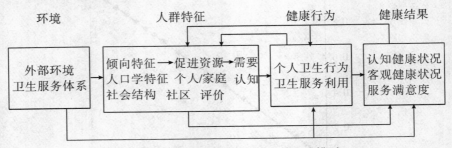

图 2.5　Andersen 卫生服务利用的行为模型

安德森（Andersen，1968）将卫生服务可及性分为潜在的可及性、实现的可及性、平等的可及性、不平等的可及性、有效的可及性和有效率的可及性。潜在的可及性是指卫生服务系统的结构特征与消费者利用卫生服务的促进指标；实现的可及性是指卫生服务利用实现的程度；平等、不平等的可及性主要分析影响卫生服务利用的主导因素，若主导因素为个体因素，则是平等的可及性，若主导因素为社会因素，则是不平等的可及性；有效的可及性指将实现的可及性和健康结果联系起来,它用健康结果的改善来评估卫生服务的效果;有效率的可及性主要用来评价卫生服务消耗资源与健康结果的关系,应该以最小的成本换取最好的健康结果。

潘常斯基和托马斯(Penchansky,Thomas,1981)将卫生服务可及性定义为表示医疗系统和患者之间的"适合度"(Degree of Fit)。潘常斯基和托马斯(Penchansky,Thomas,1981)将卫生服务可及性划分为五个维度,具体来说包括:①可得性(Availability):卫生服务方提供的资源或服务的数量、类型与患者所需之间的关系。牙医、内科医生和其他医疗服务提供者是否能够提供充足的服务,医疗服务机构的设施和专业的医疗服务中心是否能够满足病人的需要。②可接近性(Accessibility):患者居住地与卫生机构所在地的关系,涉及患者到达医疗机构的交通工具、时间、距离和费用。③可适合性(Accommodation):患者是否适应以及是否认可卫生机构提供医疗服务的相关方式(包括营业时间、门诊预约制度、电话服务、供患者通行的设施)。④可承受性(Affordability):医疗服务的价格、供方提供的保险机制、患者的收入和支付能力以及现有的医疗保险之间的关系,是指患者对医疗服务价格、医疗服务成本、信贷安排的认知程度。⑤可接受性(Acceptability):服务提供方的行医特征与患者个人特征之间的关系,主要表现为患者对医疗服务提供方行医特征的态度,如患者对医疗服务提供者的性别、年龄、宗教、医疗机构的医疗服务设施的反应性(Responsiveness)是否满意。

2.1.4.2 度量

潘常斯基和托马斯(Penchansky,Thomas,1981)认为应该从以上提到的五个方面进行度量。噶尔福特(Gulhford,2002)认为应从服务可得性、服务利用与可及性的障碍、关联性和公平与可及性四个角度度量卫生服务可及性。戴维(David,2007)从四个主要方面描述可及性:①地理可及性,卫生服务机构与居民居住点的距离或者居民去卫生机构的时间;②可得性,卫生服务工作者提供的设备、医疗服务的类型是否能为有需要的人提供适当类型的服务;③经济可及性,医疗服务价格与患者支付那些服务的能力之间的关系;④可接受性,卫生服务提供者是否与患者性别、宗教、文化等特征相适应。

世界卫生组织《卫生报告(2009)》从健康保险的覆盖、自费支出、卫生服务利用和未满足的医疗需求四个方面来度量卫生服务可及性。高建民(2011)《国家卫生服务调查》从两个方面度量卫生服务可及性:一是距离可及性,通常利用到达医疗机构所需要的时间或到达医疗机构的距离来表示;

二是经济可及性,主要以享有医疗保障制度的类型和经济收入水平来表示。宋月萍(2008)利用到医院距离、医疗价格、人均医生数、人均病床数来评价卫生服务可及性。苗艳青(2008)将卫生服务可及性划分为需方和供方,供方变量包括:到最近医疗点的距离及时间、是否开展健康教育、对乡村医生的评价、是否参加新型农村合作医疗、获取保健知识的渠道;需方变量包括:家庭人均收入、家庭卫生设施(饮用水、厕所)类型。

2.2 影响健康及健康不平等的因素分析

人的健康受到多种因素的影响和制约,世界卫生组织给出七类影响健康水平的因素:①自然、生物、生理性的差异;②选择一些危害健康的行为,比如存在一些有损健康的习惯(抽烟、喝酒、熬夜等),或参加一些危险的活动;③选择改善健康的行为,比如锻炼身体,拥有健康的生活习惯;④在自由选择受到限制的情况下被迫从事某些有损健康的行为;⑤在不卫生、不安全、压力大的环境下生活或者工作;⑥发现身体不适,产生医疗服务需要,但无法获得基本的卫生服务;⑦身患疾病者遭受向下沉沦的自然选择或社会流动过程。前三类因素是生理和个人因素,此类因素造成的健康差异为纯粹健康不平等,后四类是社会经济因素,此类因素导致的健康差异为社会经济健康不平等。

格罗斯曼(Grossman,1972)构建健康需求模型。一方面,他把健康看成是一种资本,明确健康资本是人力资本的一种形式;另一方面,他把健康理解为投资品,人们对健康的需求取决于投资于健康的收益与成本。在健康需求模型中,格罗斯曼(Grossman,1972)分析了年龄、医疗保健服务、工资、教育、生活方式等因素对健康的影响。在格罗斯曼(Grossman,1972)之后,很多学者开始研究各种因素对健康的影响。

影响健康的因素是多维度的,这些因素造成健康状况的差异,由此带来健康的不平等。以下对健康影响因素的分析从年龄、生活方式、教育、收入、卫生服务可及性等几个角度着手。本书将年龄、婚姻状况、生活方式作为一般因素,简略分析这些因素对健康的影响;之后分析教育、收入、卫生服务可及性对健康的影响,其中收入和和卫生服务可及性是本书研究的重点。

2.2.1 一般因素

瓦格斯塔夫、道斯勒、渡边(Wagstaff,Doorslaer,Watanabe,2003)考察了儿童性别和年龄的影响,发现这两个因素与儿童的身高有显著关联。陈茁、伊斯特伍德(Eastwood)、颜子仪(2005)利用不同年龄段的身高 Z 评分作为衡量儿童营养不良指标,结果发现:年龄稍大的孩子的营养不良的不平等情况比年龄小的要好一些,性别对健康不平等没有显著的贡献。赵忠(2006)利用 CHNS 2000 年数据,以自我评估状况作为健康的衡量指标,研究农村人口的健康状况及影响因素,结果发现:婚姻状况对健康的影响为正方向,但对女性的影响更明显,女性的健康比男性差。年龄与健康呈非线性关系,30岁以前健康随年龄增长而增长,30 岁以后健康随年龄增长而下降。

福克斯(Fuchs,2000)为分析生活方式对人们健康的影响,他以美国西部相邻的内华达州和犹他州为例,这两个州的自然条件、收入水平和人均所拥有的卫生服务资源几乎相似,但犹他州居民多信奉摩门教的影响,居民很少喝酒、抽烟甚至喝咖啡,而内华达州的烟、酒和咖啡的消费要远超过犹他州。比较两个州不同人群死亡率以及死亡原因,由于酗酒和抽烟,内华达州肝硬化和肺癌的死亡率要高于犹他州。

2.2.2 教育因素

目前大部分研究证实了教育对健康的积极作用,但也有少部分研究发现教育对健康的影响要满足一定的条件或者根本不影响。

1985 年,为分析教育对死亡率的影响,联合国利用 15 个发展中国家的数据进行分析,结果发现:母亲受教育程度对儿童死亡率有显著影响,即教育水平高一年,儿童死亡率下会降 3.4%。教育对死亡率的影响比收入、改造厕所、饮用自来水以及转换职业的作用总和还要大(Grosse,1989)。科特戈瓦和豪译(Kitagawa,Huaser,1973)发现只受过高中以下教育的人的死亡率要显著高于受过大学教育的人,说明受教育程度对死亡率的存在显著影响。帕帕斯(Pappas,1993)研究 1960—1986 年美国的教育水平与死亡率之间的关系,结果发现:未受过高等教育的白人男性死亡率从 9‰降至 7.6‰,而受过高等教育的白人男性的死亡率从 5.7‰降至 2.8‰。萨格特(Saegert,2003)利用多年调查数据,实证分析发现:受教育程度为高中及高中以下教育的死亡率要显著高于大学教育的。通过时间段的分析可以看出,教育程度较高人群的死亡率下降幅度最大,教育程度对死亡率影响非常突出。阿伦特(Arendt,2005)和斯帕塞杰韦(Spasojevie,2003)通过对丹麦和瑞典进行考察,证实提高教育水平的政策有助于改善人口健康状况。可里和莫雷蒂(Currie,Moretti,2003)研究妇女的教育水平与子女的健康之间的关系,结果指出:在其他条件相似的情况下,接受过大学教育的女性比未进入大学的女性的子女更为健康,原因可能与三方面有关:教育改变了受过大学教育女性的生育行为,受过大学教育的女性在怀孕时期会生活得较为愉快和健康,受教育程度高的女性选择生育较少的孩子。张纯元(2003)利用1998年中国高龄老人健康长寿调查数据,证实了教育程度对健康长寿的积极影响,研究发现教育对健康有明显的推动作用,文盲老人的健康状况要明显低于受过小学、初中教育的。李珍珍、封进(2006)利用上海家庭调查数据分析教育对健康的影响,证明教育对健康有正向的影响,并且教育对健康的影响主要是通过职业起作用,并提出制定有助于维护低教育程度健康资本的公共政策。许军等(2006)利用深圳市调研数据发现,自评健康状况与受教育程度显著正相关。

然而,巴克伦(Backlund,1999)利用美国死亡率调查(NLMS)数据,评价教育对死亡率的影响,选择样本的年龄在25~64岁之间,构建回归模型,模型结果显示:教育与健康呈现非线性的关系,只有当收入较高时,教育水平才有显著影响。温斯卓(Veenstra,2000)根据加拿大数据研究教育和自评健康水平之间的关系,对于年龄人二者无显著关系,对于中老年人,教育和健康呈显著正相关关系。瓦格斯塔夫等(Wagstaff et al,2003)为研究儿童营养不良问题,通过回归方程将健康不平等分解,分析影响儿童营养不良程度的因素,结果发现:卫生条件与儿童营养状况正相关,收入与儿童营养状况正相关,而父母所受教育程度和保险覆盖率对儿童营养状况无影响。

凯萨琳、吴玲(Catherine E. Ross, Wu Ling, 1995)在人力资本的框架之外,分析教育影响健康的三条途径:①经济条件和工作情况,包括收入水平、就业情况和工作成就感;②社会心理资源,主要指个人控制感和社会支持两个方面;③生活习惯,包括是否有吸烟、饮酒、锻炼、体检等习惯。

为验证自己的想法,作者运用美国1979年、1980年、1990年的数据进行实证检验,结果发现:在基本模型中依次控制上述三条途径的变量时,教育系数逐渐缩小,但仍然显著。这说明:①教育通过上述三条途径影响健康;②教育还可能通过其他途径影响健康或者教育本身直接影响健康。

2.2.3 收入因素

2.2.3.1 国外研究

收入与健康、健康不平等之间的关系是学术界的研究焦点之一。在这方面,国外的研究非常丰富。从研究的主题来看,一般从绝对收入和收入差距视角分析。

(1)绝对收入

绝对收入对健康的影响主要表现为:在控制其他因素的条件下,个人收入与健康状况正相关,存在"健康—收入分层现象"。但是,随着收入水平上升,收入对健康影响程度在递减,即同样增加一单位收入,在高收入群体中对健康的影响要小于低收入群体。

普罗佩尔(Propper,1992)采用四个指标度量健康,这四个指标分别是:个体的自评健康状况、是否有急性病、是否存在使活动受限制的慢性病、是否存在使活动不受限制的慢性病,并利用集中指数的形式对健康不平等进行详细分析,并借助 1974 年、1982 年、1985 年和 1987 年的英国调查数据,分析发现:除 1985 年和 1987 年的活动不受限制的慢性病这个指标以外,对其他年份和指标而言,其他年份均表现出"亲富人"的健康不平等特征。沃兹沃思(Wadsworth,1997)利用英国的纵观数据分析收入对健康的影响,结果发现:收入水平会影响婴幼儿时期期营养状况,这种影响会进一步延续到中年,使他们的心血管疾病、呼吸道疾病和神经系统疾病的发病率增加。为分析九个国家的健康不平等状况,道斯勒(Doorslaer,1997)利用集中曲线和集中指数的方法,采用自评健康数据,结果显示:九个国家都存在"亲富人"的健康不平等。瓦格斯塔夫(Wagstaff,2001)研究发现:穷人支付医疗服务的能力更低,并且卫生基础设施和水资源严重不足,这是导致穷人健康状况较差的主要原因。科斯(Case,2004)通过对调研数据分析,发现收入是影响高血压治疗的重要因素。约 75% 的低收入高血压患者受到经济条件的限制,无法获得治疗,而约 47% 的高收入高血压患者竟不按照医嘱进行治疗。之后,威格(Veiga,2005)利用葡萄牙 INS 健康调查数据,对 1998 年、1999 年的收入相关的健康不平等进行分析,实证表明:在葡萄牙,收入对健康不平等贡献最大,同时,就业和教育也影响健康不平等,而居住地区差异却未表现出显著特征。他认为可以从两个方面降低健康不平等,一是减少社会经济因素对健康的影响,二是减少社会经济不平等程度。

然而,波瑞海特和萨莫滋(Pritehett,Summers,1996)为分析收入对婴儿死亡率的影响,利用跨国截面数据发现两个变量之间存在显著的反向关系。然而,当收入增加到一定程度时,收入对健康的影响呈现递减趋势。当前,富裕的国家或地区可能正处于这样一个转折点(Turning Point),收入对健康的影响逐步缩小,这也是健康—收入分层现象的体现。达克斯等(Dachs et al,2002)对健康不平等程度的分析表明,拉丁美洲和加勒比海周边国家的性别对健康不平等存在显著影响,而健康不平等在不同收入阶层之间并不明显。李洪涛等(Li,2006)实证研究中国不同地区间的收入、收入不平等与健康之间的关系,分析发现:收入增加,自我评估健康水平也随之增加,但是当收入增加到一定程度,健康的增长速度逐步缩小。当控制人均收入水平后,不断加剧的收入不平等会危害居民健康状况。

(2)收入差距

关于收入分配对健康的影响并没有一致的结论,主要有两种观点:第一种观点认为:收入差距越大,健康水平越低。伊尔斯利(Illsley,1987)利用英格兰和威尔士的调查数据,计算该国1921—1983年基尼系数对平均死亡率的影响。肯尼迪(Kennedy,1998)评估美国各州内部的收入不平等对自我评估健康的影响。研究发现:在控制了个人特征和家庭收入等因素,收入最不平等的州的个人自评健康为"一般"或"不良"的几率比收入最平等的州高30%。道斯勒(Doorslaer,2004)研究13个欧洲国家的健康不平等问题,他将健康不平等分解,验证了收入差距、教育、就业、生活区域方面的差异都是影响健康不平等的重要因素。第二种观点认为:收入差距在一定程度上促进了人们的健康水平。扎克和派特森(Judge,Patterson,2001)认为随着收入差距的不断加大,高收入群体的健康需求增加。为满足多元化的医疗服务需求,医疗机构引进先进的医疗设备和技术,设备和技术产生外溢效应促使居民总体健康水平普遍提高,也就是说收入差距能够在某些方面促进人们的健康水平的提高。

(3)影响机制

很多研究进一步探讨了收入影响健康的作用机制。艾勒和普雷斯顿(Elo,Preston,1996)试分析收入对健康的影响渠道,提出医疗获得的差异性可能是其中重要的传导机制。怀尔德曼(Wildman,2003)利用英国1992至1998年的BHPS调查面板数据,对收入相关的健康不平等进行分析,并通过分解方法探讨健康不平等的来源。瓦格斯塔夫(Wagstaff,2002)认为引起健康不平等可能有三个重要的因素:人均收入差异、收入不平等的差异和公共医疗支出的差异,其中人均收入差异是主要的影响因素。杜(Du,2004)分析收入对健康不平等的作用途径,实证表明:当收入增加时,会使饮食的营养更加全面,由此会使身体器官得到良好的营养供应。低收入家庭选择食物有限,营养的供应不全面,身体状况相对较差。

从研究的资料来看,收入作用于健康的中介变量包括母亲的健康对孩子的影响(Barker,1995;Ravelli et al. ,1998)、医疗服务获得的可及性(Preston,1996;Wagstaff,2001;Case et al. ,2004)良好的保健意识和生活方式(Klausner. etal,2001;Levin,2003)。

2.2.3.2　国内研究

国内关于健康与健康不平等的研究数量不多。从研究主题上来看,可以分为三方面:①健康不平等的状况;②绝对收入对健康不平等的影响;③收入差距对健康不平等的影响。

樊桦(2001)对 1990 年以来我国农村居民医疗保健支出的分析表明:总体支出水平低下的同时,地区之间的健康投资差距扩大,农村内部的健康不平等问题日益突出。刘宝、胡善联(2002)概述世界范围健康不平等格局的基本特征以及社会经济变革可能带来的健康不平等问题。王丽敏等(2003)利用 1992 年儿童健康调查的数据(DHS),关注了中国儿童的健康不平等问题,她以儿童发病率和儿童死亡率作为因变量来评价儿童的健康和健康不平等状况。研究结果显示,相对于印度而言,中国儿童的死亡率较低,但发病率较高,农村地区儿童的死亡率约是城市的两倍。她将健康不平等的方差分解为省内方差和省际方差,省际方差约占 46% ,在财政地方分权的背景下,财政投入的差异导致各省婴儿死亡率存在差异。省内方差约占 54% ,收入水平是影响省内方差的重要因素,收入水平决定卫生服务可及性,出生在富裕家庭的儿童的死亡率要比贫困家庭的更低。根据实证分析,王丽敏认为未来可能出现三种情况:①如果卫生服务可及性越来越和收入相关,健康不平等将会加剧;②如果医疗服务成本上升和医疗保险覆盖率下降,会使城市贫困人口和农村人口受到影响;③财政分权的改革会加剧地区间的健康不平等。张晓波(2003)使用中国省际城乡数据作了进一步的论证,也表示了相似的担忧。

艾利森和福斯特(Allison,Foster,2003)使用自我评估健康指数度量健康不平等时,发现使用基尼系数和泰尔指数得到的结果并不一致,鉴于此,提出一阶随机占优的方法来分析总体健康、健康不平等状况。赵忠(2005)借鉴该方法,使用 2000 年 CHNS 数据对 8 个省份的健康不平等情况进行了分析,结果揭示:我国存在地区健康不平等的现象,地区之间的健康水平表现出不均衡的特点,比如中部省份健康水平居中,沿海与东北地区较好,西部地区较差。刘广彬(2009)延续了赵忠的工作,对我国居民的健康状况及其在性别、地域、城乡之间的分布作了描述性统计,同时分析我国居民2000—2006年健康状况的变化趋势,但一阶随机占优方法的本质是定性分析,因此并没有给出省份之间健康量的差异。

刘宝、胡善联(2003)使用自我评估健康指数测算了上海市四区的健康集中指数,考察了与收入相关的健康不平等。陈苗、伊斯特伍德(Eastwood)、颜子仪(2005)利用不同年龄段的"身高Z评分"作为衡量儿童营养不良指标,结果发现:若户主的受教育程度降低,则不利于儿童的健康成长,而收入的增加却能够改善儿童的健康水平。邓曲恒(2011)对城镇居民基于收入的健康不平等程度进行估计及分解,结果显示:收入、教育、就业、性别和年龄结构对健康不平等起到了推动作用,而大城市等变量则能够缓解基于收入的健康不平等程度。解垩(2009)利用1991—2006年的CHNS数据,通过集中指数分解的办法分析了与收入相关的健康不平等和卫生服务不平等,实证结果说明:我国存在"亲富人"的健康不平等,而且城市健康不平等程度要普遍低于农村,城乡健康不平等程度在不断扩大;城乡收入变动对城乡健康不平等上升的平均贡献率分别为7.08%、13.83%。同时我国存在"亲富人"的卫生服务不平等,高收入人群使用了更多的卫生服务,健康状况自然会更好。

齐良书(2006)在中国9省面板数据基础上,引入社会经济地位变量,检验了居民自评健康与社区范围内的收入不均之间的关系。结果发现:收入不均对我国居民的健康状况有一定影响,但总体上不显著。收入不均对健康的影响随社会经济地位和健康水平的变化而变化,对农村居民比对其他人群的影响更强,对健康状况好的人比健康状况不好的影响更明显。封进、余央央(2007)利用1997年、2000年CHNS数据研究收入差距对健康的影响以及收入差距如何影响健康,扩大的收入差距是否会加剧健康不平等状况,分析表明:收入差距对健康的影响存在滞后效应,滞后效应可能是通过影响卫生服务供给来实现的,收入差距与健康的关系呈现"倒U"形,扩大的收入差距会加强收入效应,也就是说低收入人群更容易受到负向冲击,收入差距可能对高收入人群的健康更为有利。杨红艳(2007)运用基尼系数、洛伦茨曲线等分析工具,分别从筹资公平、服务提供公平和健康公平三个方面对我国城乡居民健康公平问题进行了定性与定量分析,得出了新型农村合作医疗制度的开展显著降低了城乡卫生服务筹资的基尼系数。刘恒(2009)利用基尼系数、集中指数的方法度量 2006 年中国城镇居民与收入相关的健康不平等程度,研究发现:辽宁、山东省的健康不平等程度最高,湖北省最低,地区经济发展状况和收入分配公平情况是影响该地区与收入相关健康不平等程度的重要因素。

2.2.4 卫生服务可及性因素

2.2.4.1 国外研究

国外较早研究了卫生服务可及性与健康的关系,从目前的研究结果来看,并没有形成统一的结论,其观点主要分为三类:

(1)卫生服务可及性对健康有显著的正面影响

卡比尔(Kabir,1984)研究孟加拉国居民去医院、药房、计划生育诊所的距离、执业医师的数量、接生员数量等变量对新生儿死亡率和儿童死亡率的影响,结果发现:医院的距离越远,儿童死亡率越高,计划生育诊所越近,新生儿死亡率越低,其他变量也显著影响死亡率。豪森(Hossain,1987)的研究也支持卡比尔的结论。罗森茨魏希和沃品(Rosenzweig,Wolpin,1982)检验卫生服务中心和福利诊所的可及性对儿童死亡率的影响,1971 年印度人口普查数据实证结果显示:卫生服务中心和福利诊所显著降低了儿童死亡率。若拥有药店的乡村数增加一倍,儿童死亡率将下降 25%,若开展计划生育项目的乡村数扩大一倍,儿童死亡率将降低 10%。格来维(Glewwe et al,2002)采用越南调查数据,研究了距离药房的路程对农村地区儿童营养状况的影响,发现二者显著负相关。班纳吉等(Banerjee,et al,2004)在控制了性别、家庭每月人均支出、离公路的距离等变量后,发现居住在卫生服务设施不理想地区的印度农村居民的 BMI 和肺活量更低。佛来格(Flegg,1982)采用 OLS 回归,利用 1968—1972 年 46 个不发达国家的跨国数据,检验人均收入、收入不平等和卫生服务可及性变量对婴儿死亡率的影响。当模型中加入每万人医生数和护士数、女性受教育程度等变量后,实际人均 GDP 对死亡率的影响变得不显著,这说明人均收入不直接影响死亡率,而是通过直接作用于教育和卫生服务可及性,间接影响婴儿死亡率。桑迪福德(Sandiford,1991)以尼加拉瓜地区为例,分析收入、母亲受教育程度、哺乳、营养、供水、预防免疫、抗疟项目、卫生服务可及性对婴儿死亡率的影响,结果显示改善卫生服务可及性对降低婴儿死亡率的作用最大。

(2)卫生服务可及性对健康有显著负面影响。罗森茨魏希和沃品(Rosenzweig,Wolpin,1982)利用 1971 年印度人口普查数据分析发现,医院的数量与儿童死亡率呈现负相关,医疗服务设施数量越多的地区,儿童的死亡率越高。托马斯和施特苏斯(Thomas,Strauss,1999)探究巴西卫生服务可及性对儿童营养状况的影响,发现人均护士数和人均床位数与儿童营养状况负相关。班尼佛(Benefo,1994)对加纳地区的卫生服务可及性发现,居住地与诊所的距离越近,儿童死亡率却越高。

(3)卫生服务可及性与健康并无显著关系。罗森茨魏希(Rosenzweig,Schultz,1982)通过实证分析,指出哥伦比亚地区流动的医疗点和乡村医疗站的数量对儿童死亡率并无显著影响。达万佐(DaVanzo,1984)利用马来西亚家庭调查数据,认为卫生机构的距离与婴儿死亡率并不相关。菲尔默(Filmer,1998)分析发现,当地的卫生服务可及性在降低人口死亡率方面并无显著作用。

针对不同的国家、不同的医疗保障体制、不同的时间段、不同的卫生服务可及性和健康度量方法,很难寻求一个完美的、一致的结论。弗兰肯伯格(Frankenberg,1994)分析造成这种结果的主要原因有:①卫生服务可及性可能并不是影响健康的主要变量;②卫生服务可及性采用的指标并没有全面地反映医疗服务质量因素,比如医生护士的医疗技术水平;③在统计分析中遗漏了某些重要变量。菲尔默(Filmer et al,1999)认为不显著并不是由于卫生服务可及性并不重要,而是由于在变量选择过程中,忽略了对医疗服务的质量和效率的考察。爱达姆和拉维(Alderman,Lavy,1996)也对此有相似的评论。

2.2.4.2 国内研究

国内关于卫生服务可及性和健康关系方面的资料较为缺乏。刘运立、萧庞伦、埃格尔斯顿(Liu,Hsiao,Eggleston,1999)利用1985年、1986年和1993年三次全国调查数据,发现城市居民和农村居民之间健康状况的差距在逐步拉大,而收入不平等、健康差距以及卫生服务利用不平等三者高度相关。

高君(Gao,2001)利用1993—1998年CHNS数据,分析城市不同收入组的卫生服务可及性的变化情况。研究发现:卫生服务的可及性已开始恶化,尤其是在城市贫困人口中。低收入组发病率增加,低收入组获得医疗服务的数量在下降,1998年,最低收入组中约70%的人口由于经济条件而无法获得医疗卫生服务,而在1993年却只有38%。最低收入组住院率下降的幅度大于高收入组,应住院而实际并未住院的比例与收入水平负相关。个人医疗卫生支出快速上升和医疗保险覆盖率下降是拉大富裕和贫困人群之间健康差距的关键因素。

宋月萍(2006)利用2000年CHNS数据,分析目前中国农村卫生医疗资源的可及性及其对农村儿童健康状况的影响。实证结果发现,卫生医疗资源对不同社会经济特征家庭具有不公平的可及性。之后,她又进一步分析了农村卫生服务可及性对儿童患病就医性别差异的影响。通过建立理论模型分析不同投入水平下卫生服务可及性增加对儿童就医概率的性别差异。研究发现:20世纪90年代初农村卫生服务可及性的提高,缩小了儿童就医的性别差异,而21世纪初农村卫生服务可及性的提高却在一定程度上扩大了儿童就医的性别差距问题。

苗艳青(2008)根据江苏、山东、河南、四川4省8县46个村庄的入户调查数据,描述了调查地区农民的健康状况和卫生服务需求。苗艳青运用Logit模型分析卫生资源可及性对农民健康结果的影响。结果发现,卫生资源可及性能够有效改善农民的两周患病和慢性病患病状况,加强农村医疗卫生预防保健服务和提高基层医生的医疗水平可以在改变农村居民患病方面获得很大收益。

近年来,不断有学者关注农村医疗保障制度对卫生服务可及性和卫生服务利用的影响。张思锋(2011)利用1993—2003年的陕西省卫生服务调查数据,从空间可及性、时间可及性和经济可及性三个维度,运用数学模型,计算出农村居民卫生服务的经济可及性改善了11.99%,空间可及性改善了6.36%,时间可及性却下降了5.35%。孟德锋等(2011)以江苏省为例,借助倍差法(DID)考察了新型农村合作医疗对农村居民卫生服务利用的总体影响。结果表明:与2000年相比,2006年新型合作医疗对农村居民四周就诊率、就诊自付费用产生负向影响,对就诊费用负担产生了正向影响,但是三者没有显示统计上的显著性。宁满秀(2011)检验了新型农村合作医疗对农村居民医疗服务利用平等性的影响,并对造成这种不平等的因素分解,得到了相应的结论。封进(2010)等利用CHNS数据,采用倍差法的估计表明,新型农村合作医疗制度对村诊所的价格没有明显影响,但会导致县医院价格上涨,且报销比率越高,价格上涨幅度越高,价格上涨幅度和报销比率基本相同。

孟庆跃(2007)对农村人口、欠发达地区和低收入人群比城市人口、发达地区和高收入人群承受着更大的疾病负担,但其医疗保障覆盖率相对较低,利用了较少的和较低质量的卫生服务,健康与卫生服务的不公平现象非常突出。

2.3　简要评述

收入水平、教育程度、职业、卫生服务可及性、环境、生活方式等因素共同作用于健康。国外关于收入、卫生服务可及性对健康及健康不平等的研究较为丰富和完善,而我国在这方面无论在数量上还是质量上,都有欠缺。

国外学者对收入与健康不平等的关系进行研究主要使用两种方法:①利用调研数据,建立数学模型,分解影响健康不平等的因素;②使用基尼系数、集中指数、一阶随机占优的方法分析健康不平等的总体概况。从以上的分析来看,国外这方面的研究已经非常成熟,而国内在 2000 年之后才开始研究健康问题,从数量和质量上都需要进一步地提高。目前,国内对于收入相关的健康不平等的影响多从省际角度、区域内部、城乡之间或者城乡内部来分析,缺乏时间序列的动态分析。另外,收入并不直接影响健康水平,它是通过中介变量传导来影响健康的。从现有的国内研究来看,缺乏对收入影响健康途径的分析。

国际上关于卫生服务可及性的研究数量较多,而国内关于这方面的研究还比较匮乏。针对农村居民来说,新型农村合作医疗制度建立前后,卫生服务可及性的表现特点应该有所不同。现有的少数研究主要是探讨新型农村合作医疗对卫生服务利用的影响,缺乏对卫生服务可及性时间段的动态变化分析。而且从笔者查阅的资料来看,还没有学者系统分析卫生服务可及性的各维度对健康的影响程度比较,以及这种影响程度的时间变迁过程。另外,对于影响卫生服务可及性的原因,也缺乏深入探讨。从目前的研究方法来看,学者使用的统计方法主要包括多元回归、逻辑回归和倍差法,多元回归和逻辑回归在解释卫生服务可及性问题时存在缺陷。因为在多元回归和逻辑回归中,我们假设样本满足独立同分布的条件。而实际情况是:个体之间并非是相互独立的,个体之间的相关关系受到家庭、地域的影响,同一个家庭的个体比不同家庭的个体之间的状况相似,同一个地域内的个体比不同地域内的个体更加接近,即内部个体存在相关。如果按照传统的回归方法来计算,会使估计数的标准误差变小,过高估计结果的显著性(Hobcraft,1982)。

3　农村居民的健康
　　及健康不平等

3.1 农村居民健康状况

3.1.1 定义

四周患病率和健康不良率分别从客观和主观两个角度考察健康。四周患病率可用每百名调查农村居民中四周内的患病人数或人次数来表示,本书采用的是患病人数。四周患病人数取自问卷中"过去四周中,是否生过病或受过伤? 是否患有慢性病或急性病?"

健康不良率用每百名农村居民中健康不良人数来表示。本书中的老年人界定为 65 岁以上的农村居民。健康不良率取自于自我评估状况,问卷中询问调查对象"与同龄人相比,你觉得自己的状况怎么样?"选择答案有:非常好、好、一般和差。本书将"非常好"与"好"合并为指标"健康良好","一般"和"差"合并为"健康不良",通过计算后两者的人数和,即可获得健康不良人数。

3.1.2 健康状况

3.1.2.1 四周患病率和健康不良率

(1)四周患病率

从 1997—2006 年我国农村的四周患病率来看,患病率总体上呈现上升趋势。1997 年患病率为 6.56% ,2000 年、2004 年陆续上升,2004 年达到最大值 14.57% ,2006 年下降到 12.49% ,2006 年高于 1997 年 5.93 个百分点。

年龄结构是影响四周患病率的重要因素。近年来,随着我国进入老龄化社会,老年人口的健康问题受到广泛关注。从图 3.1 可以看出,老年人与农村居民的四周患病率变化趋势相同,但前者要明显高于后者。老年人的四周患病率由 1997 年的 15.80% 上升到 2004 年的 28.40% ,2006 年再下降到 25.32% 。人口老龄化加速,患病率增加,这些必然会给我国农村三级卫生服务体系带来极大的挑战。

(2)健康不良率

四年中自我评估状况中"好"的比例最高,其次是"一般",最低是"差"。1997—2006 年自我评估状况"差"的比例明显增加,"一般"的比例明显增

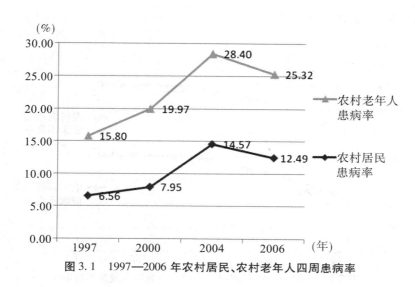

图 3.1　1997—2006 年农村居民、农村老年人四周患病率

加,"好"的比例先下降后上升,"非常好"的比例先上升后下降(见表 3.1)。

表 3.1　　　　　1997—2006 年自我评估状况所占比例　　　　　单位:%

自我评估健康状况	1997 年	2000 年	2004 年	2006 年
非常好	14.99	16.26	15.28	12.29
好	60.01	50.52	45.26	47.49
一般	20.69	27.34	32.02	32.66
差	4.31	5.87	7.44	7.56

若比较健康不良率,就会发现健康不良率要明显高于四周患病率。主观评价倾向于低估自己的健康状况。随着经济发展水平的提高,人们对健康判定的标准出现了变化,对健康提出了更高的要求。近年来,健康保健知识的普及,新型农村合作医疗中的免费体检项目的出现,都会帮助农村居民更好地了解自己的身体状况。

1997—2006 年我国农村居民健康不良率逐步走高,2006 年的健康不良率为 40.42% ,高于 1997 年 15.42 个百分点。老年人健康不良率要明显高于农村居民,1997—2006 年老年人健康不良率逐步上升,由最初的 53.83% 上升到 70.30% ,提高 16.47 个百分点。农村老年人健康不良率升高趋势与农村居民相同(见图3.2)。

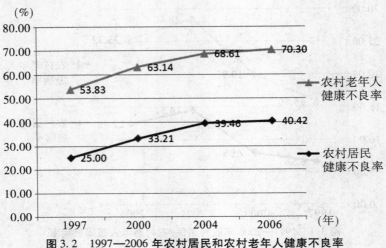

图3.2　1997—2006年农村居民和农村老年人健康不良率

3.1.2.2　疾病构成

(1)症状

CHNS问卷中对四周患病的农民询问疾病症状,1997年、2000年要求回答三种症状,2004年、2006年可自由选择,由于数据处理并不一致,因此选择2004年、2006年的数据进行分析。从下列举出疾病症状发生的比例可以看出:发烧、咳嗽、咽喉疼所占比例最大。这几种都是感冒的症状,说明农村居民感冒的患病率最高。若不考虑其他慢性病,2004年头疼/眩晕、关节/肌肉酸疼、腹泻/胃疼分别排在第二、第三和第四,2006年则是关节/肌肉酸疼、头疼/眩晕、腹泻/胃疼。头疼/眩晕很难归结到某种具体的疾病,关节/肌肉酸疼可能是类风湿、风湿性关节炎及相关疾病,腹泻/胃疼可能是消化系统及相关疾病(见表3.2)。

表3.2　　　　　　　　2004年、2006年疾病症状发生比例　　　　　　单位:%

症状	2004年	2006年
发烧/咳嗽/咽喉疼	38.30	36.34
腹泻/胃疼	15.97	13.66
头疼/眩晕	27.65	22.93
关节/肌肉酸疼	25.62	23.18

症状	2004 年	2006 年
皮疹/皮炎	2.26	1.50
眼耳疾病	4.83	3.76
心脏病/心口疼	9.02	7.76
其他感染或疾病	6.14	6.90
其他慢性病	21.21	23.71

（2）疾病类型

除无诊断外,共有 23 种疾病类型。按照所占比例大小,1997 年排在前六位的疾病分别是:呼吸系统疾病、其他疾病、消化系统疾病、心脏病、肌肉/风湿病、受伤/ 造血及系统疾病;2000 年排在前六位的疾病分别是:呼吸系统疾病、消化系统疾病、心脏病、其他疾病、精神系统疾病、造血及系统疾病;2004 年排在前六位的疾病分别是:呼吸系统疾病、消化系统疾病、其他、肌肉/ 风湿病、心脏病、神经系统疾病;2006 年排在前六位的疾病分别是:呼吸系统疾病、其他疾病、消化系统疾病、肌肉/ 风湿病、心脏病、老年/中年综合征。2004 年与 2006 年疾病系统所占比例与上一部分对于症状的分析结果基本一致。

由以上看出,呼吸系统疾病、消化系统疾病是高发疾病,1997—2006 年分别占 38.37%、37.71%、37.24%、39.96%。第二次、第三次、第四次国家卫生服务调查中呼吸系统疾病的两周患病率均居于第一位,消化系统疾病的患病率紧随其后。

从疾病类型的纵向比较来看,消化系统疾病呈现下降的趋势,这与国家卫生服务调查的结果一致。随着老龄化程度加快,老年病发病率出现上升趋势。而其他疾病并未呈现明显的一致特征。见表 3.3。

表 3.3　　　1997—2006 年患病群体的疾病系统别所占比例　　单位:%

疾病类型	1997 年	2000 年	2004 年	2006 年
无诊断	2.38	9.32	6.55	6.75
传染/寄生虫疾病	1.43	3.81	0.34	0.38
心脏病	7.62	9.75	6.55	5.44

表3.3(续)

疾病类型	1997 年	2000 年	2004 年	2006 年
肿瘤	1.43	1.69	1.21	0.56
呼吸系统疾病	26.67	26.27	26.03	30.39
受伤	4.76	1.69	2.76	0.75
酒精中毒	0.00	0.85	0.00	0.00
内分泌紊乱	3.81	3.39	1.72	0.00
造血系统疾病	4.76	5.08	1.72	0.75
精神系统疾病	0.95	5.93	0.34	0.75
智障	0.00	0.00	0.17	0.00
神经系统疾病	0.48	0.42	4.31	3.00
眼耳鼻喉牙病	3.33	1.69	2.24	3.38
消化系统疾病	11.90	11.44	11.21	9.57
泌尿系统疾病	2.86	1.27	2.24	2.81
性功能障碍	0.00	0.00	0.00	0.00
妇产科疾病	1.90	1.69	1.03	1.31
新生儿疾病	0.00	0.00	0.00	0.00
皮肤病	0.95	2.97	1.72	0.94
肌肉/风湿病	5.71	4.66	7.59	7.32
遗传病	0.00	0.00	0.00	0.38
老年/中年综合症	4.29	0.42	3.97	4.50
其他	14.76	7.63	18.28	21.01

3.1.2.3 疾病别患病率

CHNS 数据对农村居民的疾病史进行调查。调查的疾病为农村常见疾病,具体包括高血压、糖尿病、心肌梗死、中风、骨折,其中前两种属于患病率较高的慢性病。从表3.4 可以看出:1997—2006 年高血压患病率上升速度很快,十年上升了 4.81 个百分点。第二、第三、第四次国家卫生服务调查高血压的患病率分别为 2.65%、16.40%、20.90%。

1997—2006 年,糖尿病患病率增长很快,2006 年是 1997 年的三倍多。国家卫生服务调查显示 1998 年、2003 年、2008 年农村糖尿病患病率分别为 0.22%、0.38%、0.85%,10 年增加 2.06 倍。心肌梗死患病率上升速度加快,2006 年比 1997 年增加 0.41 个百分点。2004 年,中风患病率明显增加,高于 2000 年 0.37 个百分点。随着经济发展水平的提高,生活条件的改善以及医疗卫生事业的发展,农村居民的疾病谱已发生变化,非传染性疾病成为影响人群健康的疾病类型,高血压、糖尿病、中风等心脑血管疾病已成为常见的高发疾病。

骨折是农村常见的伤害性疾病,它影响农村居民正常的生产和生活,给人们的生理和心理带来伤害。1997 年骨折患病率为 1.60%,之后陆续上升,2004 年上升到最大值 3.85%,2006 年略微下降到 3.12%,但仍高于 1997 年 1.52 个百分点。从表 3.4 中可以看出,骨折的患病率较高,其数值大小仅次于高血压。引起骨折的原因主要有跌倒、交通事故、硬物击伤等。近 20 年来,伤害问题成为日益关注的公共卫生问题,但是伤害预防和控制工作目前在我国尚未受到政府的足够重视。在目前公共卫生服务体系中,伤害控制的地位远远低于传染病和地方病预防和控制。

表 3.4 　1997—2006 年高血压、糖尿病、心肌梗死、中风、骨折患病率　单位:%

疾病史	1997 年	2000 年	2004 年	2006 年
高血压	3.24	5.67	7.19	8.05
糖尿病	0.30	0.43	0.89	1.00
心肌梗死	0.09	0.44	0.34	0.50
中风	0.43	0.37	0.84	0.88
骨折	1.60	2.66	3.85	3.12

3.1.2.4　疾病严重程度

对于四周患病的农村居民,要求回答"疾病的严重程度",选择答案包括"不严重、一般、相当重"。从横向看,1997 年、2000 年回答"不严重"的比例最高,2004 年、2006 年回答"一般"的比例最高;从纵向看,虽然 1997—2000 年并未呈现一致的变化趋势,但从两头的年份来看,"不严重"所占比例下降 8.30 个百分点,"一般"的比例增加 5.42 个百分点,"相当重"的比例增加 2.88 个百分点。

若延长时间段,研究三个月内"是否因患病影响生活和工作"所占比例,就会发现"有影响"的比例在 8% 之内。从年代比较来看,1997 年后,"有影响"的比例逐步增加,2006 年已经提高到 7.61%。"是否因患病影响生活和工作"实质上是对患病农村居民的严重程度的考察,从以上分析可以看出,患病严重的比例基本呈现了增加趋势。

表 3.5　　　　　1997—2006 年患病群体的疾病严重程度所占比例单位:%

疾病严重程度	1997	2000	2004	2006
不严重	43.98	48.86	32.63	35.68
一般	42.86	40.17	51.00	48.28
相当重	13.17	10.97	16.37	16.05

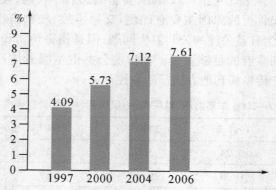

图　1997—2006 年三月内因患病影响生活和工作的比例

表 3.6　　　　　　　1997—2006 年各周不能正常生活和
工作的人数占患病农村居民的比重　　　　　单位:%

周数	1997	2000	2004	2006
<1 周	10.42	9.62	4.87	3.26
1~4 周	48.27	66.02	71.29	67.43
5~8 周	3.47	5.76	6.92	10.54
9~12 周	9.27	11.85	10.51	10.27
>12 周	28.57	6.75	6.41	8.50

询问患病的农村居民"一年内不能正常生活和工作的周数",小于 1 周

所占比例由 1997 年的 10.42% 下降到 3.26% ,1～4 周所占比例先上升后下降,5～8 周所占比例由 1997 年 3.47% 上升到 2006 年的 10.54% ,9～12 周先上升后下降,超过 12 周先剧烈下降后略微上升。从总体上来说,小于 1 周所占比例下降,1～8 周所占比例上升,超过 9 周总体上表现为下降的趋势。（见表 3.5、表 3.6、图 3.3）

3.2　农村居民健康不平等的现状及变化趋势分析

本书第二部分介绍了健康不平等测量的五种方法,这些方法可以从不同角度反映健康不平等的程度。根据 CHNS 数据的实际情况,无法将健康排序,所以不能使用基尼系数法。本书将利用极差法、差异指数法、不平等斜率指数和集中指数法测算 1997—2006 年农村居民健康不平等的程度。在对影响健康不平等的社会经济因素进行考察时,一般用收入、教育程度等变量来度量,其中收入使用的频率最高。本书将各年的收入按照 1996 年的通胀指数进行调整,将其由低至高排列,分为五组:最低组、较低组、中等组、较高组、最高组,并求出每组的四周患病率和健康不良率(见表 3.7)。

表 3.7　1997—2006 年不同收入人群的四周患病率与健康不良率　　单位:%

组别	1997		2000		2004		2006	
	1	2	1	2	1	2	1	2
最低组	7.19	33.04	10.06	39.11	18.81	39.11	15.71	49.53
较低组	7.29	25.85	8.58	34.78	15.10	34.78	13.65	44.38
中等组	6.03	23.13	7.84	32.01	12.00	32.01	12.87	39.66
较高组	6.41	20.89	6.27	32.20	13.46	32.2	10.04	33.22
最高组	4.47	18.27	6.37	26.48	12.08	26.48	9.01	29.61

注:1 为四周患病率 ;2 为健康不良率。

3.2.1　极差法

将 1997—2006 年的数据按收入高低划分为五等份,对各占 20% 的高低收入组人群的四周患病率和健康不良率进行极差分析,分别计算收入最高组、最低组的健康水平差值和二者的比值。通过表 3.8 可以看出,1997—2006 年极差均为负值,极差比均小于 1,这说明最低收入组的四周患病率高于最高收入组,最低收入组的健康不良率高于最高收入组。极差法的缺陷是当年代之间的样本量存在差异时不能进行比较,因此利用极差法无法观察健康不平等的变化过程。

3.2.2 差异指数法

差异指数法是分别计算各年各组人群的四周患病率构成比、健康不良率构成比,然后再与人口构成比求差,最后计算差的绝对值的 1/2。从表 3.8 看出,四周患病率的差异指数变化不大,1997 年和 2004 年的数值较低。健康不良率的差异指数并未呈现一致的变化趋势,2000 年不平等程度最低,1997 年最高。四周患病率和健康不良率的差异指数变化较小,其值反映健康不平等程度变化不大。

表 3.8　　　　　1997—2006 年极差、极差比、差异指数值

年份	患病率			健康不良率		
	极差	极差比	差异指数	极差	极差比	差异指数
1997	−2.72	0.62	0.07	−14.77	0.55	0.09
2000	−3.69	0.63	0.08	−12.63	0.68	0.05
2004	−6.73	0.64	0.07	−20.88	0.58	0.08
2006	−6.70	0.57	0.09	−19.92	0.60	0.08

3.2.3 不平等斜率指数

使用分组数据,利用最小二乘法分析平均健康水平与秩的相关关系时,容易产生异方差(Wagstaff,1991)。为校正异方差的影响,本书使用加权最小二乘法(WLS):

$$h_j \sqrt{n_j} = \alpha \sqrt{n_j} + \beta x_j \sqrt{n_j} + u_j$$

上式中,h_j 表示阶层 j 的健康水平;n_j 表示该阶层人口占总人口的比重;x_j 是阶层 j 的相关秩;u_j 表示异方差误差。

按照加权最小二乘法计算 1997—2006 年的不平等斜率指数,得到以下结果:

四周患病率和自我评估健康状况的数值均为负值,这说明收入水平越高,四周患病率和健康不良率越低。1997—2006 年四周患病率和健康不良率的绝对值越来越大,表明健康水平的绝对差异在增加。不平等相对指数描述健康不平等的相对差异,结果显示:四周患病率的不平等相对指数先增加,再下降,后增加,健康不良率的不平等相对指数先下降,再增加,后下降。从总体看,四周患病率相对差异增加,健康不良率变化不明显。(见表 3.9)

表 3.9　　　　　　　　1997—2006 年不平等斜率指数与相对指数

年份	不平等斜率指数		不平等相对指数	
	四周患病率	健康不良率	四周患病率	健康不良率
1997	− 6.32	− 34.50	− 1.01	− 1.42
2000	− 9.69	− 27.84	− 1.24	− 0.85
2004	− 15.10	− 51.34	− 1.06	− 1.32
2006	− 17.01	− 51.00	− 1.39	− 1.30

3.2.4　集中指数

集中指数是最常用的测量健康不平等的方法,它能够反映人群的整体情况,而不仅仅是最低组与最高组两个极端的人群健康水平的差异;对人群中不同社会经济群体的分布变化具有敏感性,同时考虑到了人口的社会经济地位对健康的影响。集中指数仍然被认为是在进行国家间或不同时间阶段比较时一种较好的方法,特别是在使用群组数据资料时(饶克勤,1998)。

利用公式法计算四周患病率和健康不良率的集中指数,并绘制集中曲线。1997—2006 年的集中曲线位于正方形对角线的上方,集中指数均为负数,这说明不良健康主要集中于较低的收入阶层。集中指数的绝对值越大,代表不平等程度越大。四周患病率集中指数从 1997 年的 0.040 上升到 2000 年 0.050,2004 年下降到 0.042,2006 年上升到 0.056。2006 年集中指数高于 1997 年 0.016,相对于 1997 年健康不平等程度增加。健康不良率的集中指数在 2000 年明显下降,其他年份与 1997 年差距不大。集中指数与不平等相对指数表现的健康不平等变化过程基本相同。(见表 3.10)

由于健康不良率是通过自我评估状况获得,具有较强的主观性,所以四周患病率的集中指数的可信性较高。从图 3.4 和图 3.5 的集中曲线的形状来看,1997—2006 年健康不平等程度存在,低收入群体患病率更高。但公平线与集中曲线的相隔距离并不远,这说明虽然健康不平等总体上呈现上升趋势,但是程度并不严重。

表 3.10　　　　1997—2006 年四周患病率与健康不良率的集中指数

集中指数	1997 年	2000 年	2004 年	2006 年
四周患病率	− 0.040	− 0.050	− 0.042	− 0.056
健康不良率	− 0.057	− 0.034	− 0.053	− 0.052

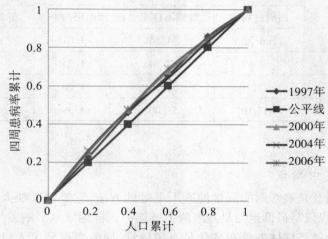

图 3.4　1997—2006 年四周患病率的集中曲线

王丽敏(2003)认为健康不平等的发展类似于收入不平等,似乎沿着一个倒 U 型(即健康库兹涅兹曲线)发展。库兹涅茨曲线是描述收入分配状况随经济发展过程而变化的曲线,又称"倒 U 曲线"。库兹涅茨曲线以人均财富增长为横坐标,以人均财富分配为纵坐标,二者关系遵循"倒 U 形"曲线规律。王丽敏认为随着整个国家的发展,包括收入水平、教育、基本服务和其他基础设施的发展,健康不平等可能先上升然后下降。利用 CHNS 数据,若从四周发病率来看,我们观察到健康不平等和收入水平之间是一个大致向上的趋势;若从健康不良率来看,应该处于转折点阶段,先上升后下降,由于健康不平等的数值较小,所以我们估计目前处于小范围的波动,可能均处于健康库兹涅兹曲线的第一段。

以上主要利用极差法、差异指数法、不平等斜率指数和集中指数法测算1997—2006 年中国农村居民健康不平等的程度,从不同侧面反映健康不平

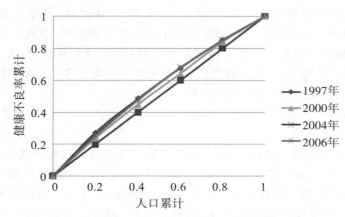

图 3.5　1997—2006 年健康不良率的集中曲线

等的状况。极差法、差异指数法不能全面地反映与收入相关的健康不平等。不平等的斜率指数、不平等的相对指数、集中指数能够反映不同的社会经济特征对健康不平等的影响,而且对不同社会经济状况组之间人口分布变化比较敏感。在这三个指标中,不平等斜率指数强调不同人群间的绝对差异,而不平等的相对指数与集中指数强调相对差异。从以上的分析可以看出,主观自评健康与客观健康结果并不一致,以四周患病率为代表的客观结果显示健康的绝对差异在增加,相对差异也在增加。而健康不良率的绝对差异,相对差异变化较小。由于四周患病率比健康不良率更为客观,准确,所以关于健康不平等的分析以四周患病率为准。当前,世界上很多国家都出现健康不平等的现象,当经济处于快速增长的阶段时,健康不平等有扩大的趋势。由于经济的增长推动医疗技术的进步,而高收入人群能够更快、更全面地享用技术进步的成果,这可能是收入增加带来健康不平等扩大的原因。

3.3　农村居民健康及健康不平等的主要问题及原因分析

3.3.1　主要问题

3.3.1.1　农村居民的健康水平下降,患病的严重程度增加

农村居民的四周患病率和健康不良率总体上呈现上升趋势,健康水平

下降。2006 年四周患病率高于 1997 年 5.93 个百分点,健康不良率高于 1997 年 15.42 个百分点。在总体期望寿命上升的情况下,患病率和健康不良率却呈现上升态势。患病群体的严重程度增加,2006 年自评"相当重"的比例比 1997 年增加 2.88 个百分点,由于患病而不能正常生活和工作的周数超过 1 周的比例增加 6.16 个百分点。

3.3.1.2 农村居民正面临着感染性疾病与慢性疾病的双重威胁,慢性疾病呈现上升趋势

调查结果表明,农村居民常见病、多发病仍以感染性疾病为主,如呼吸系统、消化系统、泌尿系统等疾病,2006 年的调查与前三次调查相比有增加或者略有下降,处于较高的水平。同时,一些循环系统疾病的患病率在农村明显增加,2006 年高血压患病是 1997 年的 2.48 倍,糖尿病是 1997 年的 3.33 倍,心肌梗死是 1997 年的 5.55 倍,中风约是 1997 年的两倍。其中高血压、糖尿病属于慢性疾病,在几种循环系统所占的比例排在前两位,并且 1997—2006 年患病率上升趋势明显。另外,在农村,骨折的患病率较高,2006 年患病比例约是 1997 年的两倍,骨折等伤害性疾病严重影响农村居民的生产和生活,但是伤害预防和控制工作目前在我国尚未受到政府的足够重视。

3.3.1.3 疾病主要集中在较低的收入组,健康不平等的程度增加,但并不严重

在健康水平下降的背景下,健康不平等的情况也并不乐观。农村居民存在健康不平等,收入较高的健康状况要优于收入较低的,低收入组是疾病的高发群体。健康不平等的程度不断增加,1997—2006 年,四周患病率的集中指数增加 0.016。集中曲线虽然在公平线的上方,但两者距离并不远,健康不平等的程度并不严重。

3.3.2 原因分析

3.3.2.1 人口老龄化加速

人口老龄化是人口类型从高出生、高死亡过渡到低出生、低死亡过程中产生的必然现象,是生育率下降和人类寿命延长的必然结果。人口老龄化因素是导致患病率提高的重要因素之一。1997—2006 年 CHNS 调查中老年人口所占比重分别为 10.43%、11.67%、14.31%、15.91%,老年人比重呈持续上升态势。由于老年人各种器官处于老化阶段,身体素质较差,因此推动了整个群体患病率。从本书的数据上来看,1997—2006 年,老年人患病率增

加 9.52 个百分点,健康不良率上升了 16.47 个百分点。人口老龄化加速导致老年人口比重增加,提高了总体居民的患病率和健康不良率。

3.3.2.1 收入水平上升,生活方式改变带来慢性病的上升

油盐超标、吸烟、有害饮酒、肥胖超重等四大因素导致慢性疾病发病率上升。改革开放以来,农村居民人均收入明显提高,生活水平上升,食用肉类食品和油脂类食品增多,这些食品的摄入容易引发高血压、脑栓塞等疾病。吸烟污染空气,使他人被动吸烟,容易引起肺部疾病、心血管疾病等,对自己和他人的身体健康造成危害。根据 CHNS 数据,可以计算出 1997 年有30.90% 以上的农村居民有过吸烟史,2004 年上升到 32.61%。1997 年有30.90% 的农村居民经常饮酒,2006 年已经达到 31.07%,过度饮酒会干扰肝脏的正常代谢,进而可致酒精性肝炎及肝硬化。肥胖是非传染性疾病的重要危险因素,已成为威胁人类健康的第一杀手,肥胖容易导致高血压、高血糖、冠心病、心脏病、动脉硬化等疾病。肥胖多见于经济收入水平较高的农村地区,2010 年青岛居民体质测评显示:"身高标准体重"一项中,偏胖和肥胖率最高的人群是农村老年女性,其比例高达 54.08%,农村男性的同一指标也高达 37.68%。相比之下,农村成年女性的偏胖和肥胖率为 25.17%,要低于男性[1]。

3.3.2.3 预防保健和公共卫生服务能力[2]下降

新中国成立初期,我国初步形成农村三级卫生服务体系,实行供给导向政策,实行公共卫生服务的筹资、管理与支付体系的管理一体化,农村卫生服务取得举世瞩目的成绩。20 世纪 70 年代末期,农村家庭联产承包责任制的实施冲击了村级卫生组织,改变了村卫生室的经营方式。20 世纪 80 年代,财政"分灶吃饭",乡卫生院陆续下放到乡政府管理,村卫生室在人、财、物等外部条件发生了很大的变化情况下,开始走上自负盈亏的道路。20 世纪 90 年代,为改善村卫生室的艰难状况,政府提出农村卫生"三项建设"、实施乡村卫生组织一体化管理等措施,但由于政府资金投入不足,村卫生室改善效果并不理想。

疾病监测、卫生防疫、健康教育、传染病预防、妇幼保健、计划免疫是公共物品,但基层卫生服务组织医疗、预防、保健三大功能定位严重混乱,"重

---

[1]　http://news. bandao. cn/news _ html/201103/20110310/news _ 20110310 _ 1152633. shtml.

[2]　公共卫生的具体内容包括对重大疾病尤其是传染病(如结核、艾滋病、SARS 等)的预防、监控和医治;对食品、药品、公共环境卫生的监督管制,以及相关的卫生宣传、健康教育、免疫接种等。

医轻防、重有偿轻无偿、重收益多轻收益少"现象非常普遍。CHNS 数据显示,1997—2006 年农村居民接受预防保健的比例分别为 1.45%、1.58%、2.19%、2.54%,虽然总体上呈现上升趋势,但是比例仍然非常低。预防保健可以及时发现疾病、较早进行疾病干预,有效地遏制疾病蔓延加重。很多非传染性的慢性疾病,完全可以通过预防保健、卫生宣传、健康教育将其控制在萌芽阶段。由于长期以来,国家对村卫生室的投入不足,缺乏收入激励措施,村级公共卫生服务非常薄弱,对慢性疾病预防保健职能难以切实落实到位或流于形式,这是影响农村地区卫生事业发展的焦点问题。实际上,很多感染性疾病主要与生活环境、卫生条件有密切关系。CHNS 调查发现,1997—2006 年农村居民在饮水条件、环境卫生、卫生厕所等方面虽然有所进展,但改厕进度不明显,没有厕所的住户比例大幅下降,但仍然存在,室外非冲水公厕比例下降,2006 年开放式水泥坑的比例高达 40.52%,开放式土坑的比例为 14.40%,室外非冲水公厕仍占有 6.83%,开放式土坑比例高达 14.40%,这些都未满足农村厕所的卫生要求。另外,1997—2006 年居室周围有粪便的比例分别为 44.62%、41.29%、31.56%、30.17%。粪便中含有多种肠道传染病和寄生虫病的病原体,在缺乏良好的卫生管理和无害化处理的情况下,往往容易孳生苍蝇、传播疾病和污染环境。如果污染食物和饮用水,就会造成传染病的流行,严重危害农村居民的身体健康。(见表 3.11)

表 3.11　　　　　　　1997—2006 年农村住户厕所类型　　　　　　单位:%

年份	没有	室内冲水	室内马桶（无冲水）	室外冲水公厕	室外非冲水公厕	开放式水泥坑	开放式土坑	其他
1997	17.09	4.05	2.86	9.54	35.29	28.46	1.43	1.27
2000	2.04	20.69	3.17	2.45	8.00	39.86	23.04	0.75
2004	1.78	26.41	3.39	1.20	7.80	38.11	19.84	1.47
2006	1.84	31.04	2.28	2.18	6.83	40.52	14.40	0.90

3.3.2.4　社会资源的利用公平程度下降

疾病主要集中在低收入组,健康不平等程度增加,这主要是由于不同收入组对社会资源的利用不公平造成的。首先,高收入组的生活、卫生条件更好,健康保健意识较强,能够利用保健品或体检等形式及时对自己的身体进行保养和检查,而低收入群体由于受到经济水平的限制,无法对自己的健康进行投资,而且缺乏基本的卫生保健知识,更容易受到疾病的侵袭;其次,高收入群体拥有医疗保险比例较高,表3.12显示,随着收入的增加,参保人数占该组人数的百分比呈现上升趋势,高收入群体参保动机和能力更强,医疗保险可以帮助消费者分担一定比例的医疗费用,高收入群体身体不适时可以及时诊治,降低小病转换成大病的可能性;最后,高收入者就医交通工具便利,而贫困可能阻碍低收入群体享有便捷的交通资源,降低了他们的卫生服务可及性,减少他们对高水平和高质量医疗服务的利用。总之,贫困增加了低收入群体的疾病风险,使他们陷入贫困→疾病→贫困的恶性循环之中。

表3.12　　　　1997—2006年各收入组别参保人数占该组人数的比例　　　　单位:%

组别	1997	2000	2004	2006
最低组	7.30	5.04	11.06	42.49
较低组	12.88	6.24	10.58	44.12
中等组	17.54	13.36	14.51	44.89
较高组	25.98	17.96	16.39	54.16
最高组	22.80	25.42	38.12	59.06

4 卫生服务可及性

4.1 指标说明

本书在潘常斯基和托马斯（Penchansky，Thomas，1981）的框架下度量卫生服务可及性，并将卫生服务可及性划分为两类：一类是供方可及性，即医疗服务市场上的提供方是否能够向居民提供充足的、全面的、公平的卫生服务资源，具体指标包括：居民离最近医疗机构的距离，到达最近医疗机构的时间和花费的交通成本、看病等待时间、人均医生数、人均床位数、医疗服务的内容、医生类别等；另一类是需方可及性，即医疗服务市场上的需方是否有能力获得由供方提供的卫生服务，具体包括是否享有家庭人均收入、医疗保险等。医疗保险既有需方的因素，又有供方的因素，之所以将医疗保险纳入需方可及性，是由于我国政府在农村并没有建立免费的医疗保障制度，参加医疗保险需要交纳一定的保费，并且医疗保险设有起付线和共付比，这些都和需方的经济能力紧密相关，因此将医疗保险纳入需方可及性。

CHNS数据中并未包含以上讨论的所有卫生服务可及性指标，本书根据数据本身的情况选取指标。1997—2006年社区调查问卷中询问社区卫生室的基本情况，其中包括人均医生数、人均床位数、医生的类别等变量，但是由于这部分数据是保密数据，无法获得。另外，去卫生机构的距离和成本无法在问卷中体现。因此，本书卫生服务可及性变量包括居民去最近的医疗机构所需要的时间、看病等待时间、是否能够提供所需药品、医疗服务价格、家庭人均收入和医疗保险。

这里要特别说明的是，之所以采用家庭人均收入，主要是考虑到家庭是互助共济的最小组织和单位，农村家庭中，个人收入和家庭收入难以划分清楚，家庭收入均等化能够更好捕捉各个成员对家庭资源的利用情况（Deaton，2003）。调查收入是比较困难的，一般情况下低估的情况比较普遍。本书家庭人均收入是通过成人调查表和家庭户调查表共同计算得到的，它等于家庭中所有成员的个人收入加上家庭户收入，再除以家庭人数。收入类别包括工资性收入、果菜园收入、农业收入、养殖业收入、渔业收入、商业收入和其他收入。从调查数据来看，只有较少的家庭和个人能够在相应的收入的选项上填上具体数值。大部分家庭都在某一项或某几项收入选项当中填写"不知道"。由于生病的人数占总人数的比例较低，因此为保证整个数据分析的有效性,我们将这些收入选项中填写"不知道"的看做是 0,这可能在某种程度上可能低估了家庭人均收入。

CHNS 询问居民"家中有人生病,通常去哪些诊所或医院(公立或私立)"时,大部分家庭拥有多个选择。对于农村居民来说,他们选择的医疗机构包括村卫生室、私人诊所、单位诊所和其他诊所、乡医院、县医院、市医院等。由于村卫生室与农村居民的距离最近,最能反映卫生服务可及性的特征,所以我们分析去村卫生室的时间、等待时间。关于医疗服务价格的测量,我们采用自费治疗一次感冒的花费替代。同时,各年的家庭人均收入和医疗服务价格都按照 1996 年通货膨胀指数进行了调整。

4.2 卫生服务可及性的现状及变化过程分析

4.2.1 需方可及性

4.2.1.1 医疗保险拥有率

2000 年医疗保险个人拥有率最低,仅有 13.01%。2003 年以试点的形式推行新型农村合作医疗制度,医疗保险拥有率陆续走高,2004 年上升到 19.63%,2006 年达到 49.07%。1997 年、2000 年的医疗保险类型以商业保险、合作医疗、公费医疗为主,其中,商业保险拥有量最大。2004 年、2006 年,新型农村合作医疗所占比例最大,其次为商业保险,也有一部分群体兼有两种保险。对照国家卫生服务调查数据,1998 年、2003 年、2008 年医疗保险的拥有率分别为 12.60%、11.90% 和 92.50%。2008 年新型农村合作医疗制度向全国推广,因此其值较高。(见图 4.1)

4.2.1.2 人均收入

1997—2006 年人均收入呈直线增长趋势,从 1997 年的 2629.08 元上升到 2006 年的 5022.93 元,但收入增长速度呈下降走势。1997—2003 年人均收入的年均增长速度为 11.62%,2000—2004 年降为年均 6.47%,2004—2006 年则跌到 3.39%。(见图 4.2)

4.2.2 供方可及性

4.2.2.1 去村卫生室的时间

农村居民四年中去村卫生室的时间变化不大,最低值 7.48 分钟,最高值

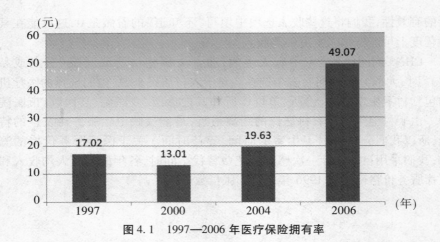

图 4.1 1997—2006 年医疗保险拥有率

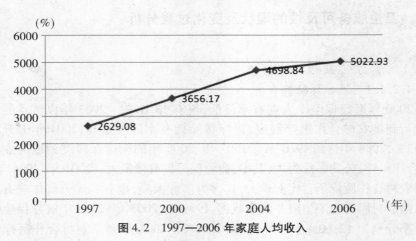

图 4.2 1997—2006 年家庭人均收入

8.54 分钟。按照世界卫生组织的标准,将到达最近基层卫生组织所需要的时间分为四类:不超过 10 分钟、11～20 分钟、21～30 分钟。四年中有 87% 左右的居民去卫生室时间在 10 分钟以内,10% 左右的居民在 11～20 分钟,2% 左右的居民在 21～30 分钟,1% 左右的居民超过 30 分钟。比较各年各时间段百分比数值,可以发现 2006 年的时间可及性要差于前几年。

2006 年 2 月,卫生部副部长蒋作君在解读《关于发展城市社区卫生服务的指导意见》时说,为优化城市卫生服务结构,方便群众就医,要求居民步行 15 分钟就能到达城市社区卫生服务机构。关于村卫生室与村民距离并无具体的要求,很多地区建立"15 分钟社区卫生服务圈"或"20 分钟社区卫生服务圈"。若以 20 分钟作为标准,从表 4.1 中可以看到 97.30% 、97.68% 、97.75% 、96.52% 的农村居民就医少于 20 分钟。

1998 年、2003 年、2008 NHS 分别有 67.35% 、66.90% 、69.90% 农村居民到达村卫生室的时间小于 10 分钟,这些值要明显低于 CHNS,其他时间段百分比要明显高于 CHNS。国家卫生服务调查根据"社会经济因子得分",由高到低划分为一、二、三、四类地区,一类地区状况最好,四类地区最差,调查范围和力度都要远高于 CHNS。

表 4.1   CHNS 与 NHS 去村卫生室时间比较   单位:%

时间	CHNS 1997	CHNS 2000	CHNS 2004	CHNS 2006	NHS 1998	NHS 2003	NHS 2008
不超 10 分	87.18	88.88	88.01	85.01	67.35	66.9	65.6
11 - 20 分	10.12	8.8	9.74	11.51	17.46	18.5	19.8
21 - 30 分	1.83	1.59	1.93	2.27	7.50	7.80	8.80
超过 30 分	0.87	0.73	0.32	1.21	7.69	6.80	5.70

4.2.2.2　看病等待时间

从总体看,去村卫生室看病等待时间呈下降走势,1997 年为 6.60 分钟,之后陆续下降到 4.22 分钟、4.01 分钟,到 2006 年时仅有 3.87 分钟。若将看病等待时间分为三段:小于 10 分钟、11 ~ 20 分钟、超过 20 分钟,可以发现 1997 年"小于 10 分钟"的比例最低,其他时间段所占比例都要明显高于另外三年。2000 年、2004 年、2006 年各时间段数值差异不大。(见图 4.3)

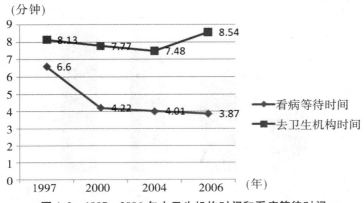

图 4.3 1997—2006 年去卫生机构时间和看病等待时间

看病等待时间下降可能存在两种情况,一种是由于村卫生室数量或者乡村医生数量增加,村级卫生服务供给能力增强导致的等待时间下降;另一种是由于患病农村居民选择其他非村级医疗机构看病,去村卫生室的人数减少,村级卫生服务供给能力下降造成等待时间减少。前一种是主动因素,是真正的卫生服务可及性的提高,后一种是被动因素,是村级卫生服务质量下降的表现。(见表4.2)

表4.2　　　　　　1997—2006 年看病等待时间划分及比较　　　　　单位:%

年份	小于 10 分	11—20 分	超过 20 分
1997	88.51	7.76	3.73
2000	96.83	1.75	1.42
2004	95.30	2.27	2.43
2006	95.44	3.32	1.24

4.2.2.3　提供所需药品

1997—2006 年村卫生室提供所需药品比例逐步上升,由 1997 年的 83.68% 提高到 2006 年 98.68%。提供所需药品是村卫生室能否正常运行的重要条件,也是衡量村卫生服务质量高低的重要标准。1999 年,卫生部发出《关于进一步规范和积极稳妥地推行乡(镇)村卫生组织一体化管理的几点意见》,鼓励各地实施"乡村一体化管理",乡村一体化管理明确了村卫生室承担的责任和服务,对村卫生室的药物、人员等都制定了相关标准。在乡村一体化管理的背景下,村卫生室提供药品的能力逐步增强。(见图4.4)

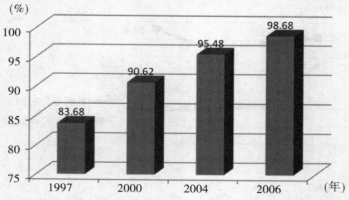

图4.4　1997—2006 年村卫生室是否能够提供所需药品(%)

4.2.2.4 医疗服务价格

1997 年,治疗一次感冒的平均费用为 10.16 元,2000 年上升到 14.66 元,2004 年继续上升,达到 17.01 元,2006 年升到 19.11 元。1997—2000 年、2000—2004 年、2004—2006 年医疗服务价格年均增长速度分别为 13.00%、3.79%、5.99%,相应年份的人均收入增长速度依次为 11.62%、6.47%、3.39%。医疗服务价格和人均收入都经历了大幅度增长而逐步放缓的趋势。其中要注意的是,2006 年医疗服务价格增长速度超过人均收入增长速度。

将价格分为几个区间:小于 10 元、10~20 元、20~30 元、30~40 元和 40 元以上。1997 年、2000 年、2004 年、2006 年分别有 76.47%、49.06%、47.48%、46.51%的农村居民治疗感冒的费用小于 10 元。1997 年之后"小于 10 元"的比例首先剧烈下降,再略微下调。2004 年"10~20 元"比例最大,其次为 2000 年,1997 年最小。1997—2006 年"20~30 元"、"40 元以上"药的比例逐步增加。2006 年约有 12.39%的农村居民治疗一次感冒费用超过 40 元。(见表 4.3)

表 4.3　　　1997—2006 年村卫生室的医疗服务价格的划分及比较　　单位:%

年份	小于 10 元	10—20 元	20—30 元	30—40 元	40 元以上
1997	76.47	16.99	3.17	1.18	2.19
2000	49.06	28.86	13.31	4.00	4.77
2004	47.48	29.81	13.44	2.83	6.44
2006	46.51	25.39	13.57	2.14	12.39

4.3　可及性障碍分析

潘常斯基和托马斯(Pechansky,Thomas,1981)在分析卫生服务可及性时谈到应该考虑卫生服务利用的个人的、经济的和组织上的障碍。①个人的障碍(Personal barriers)。患者是否寻求和利用卫生服务,与消费者对卫生服务的需要和认知有关。患者对卫生服务满意度、卫生服务提供者的社会文化背景是否与患者相同或相近、患者以前的患病行为是否愉快。也就是说,患者认识和接受自身的卫生服务需要、认可卫生服务使用者的角色,是否愿意利用医疗服务,在此过程中,受到社会、文化和医疗环境的约束。②经济上的障碍(Financial Barriers)。医疗服务价格和收入对消费者患病行为的影响。目前,即使在全民免费医疗的国家,有些特殊医疗服务也是要收费的。卫生服务费用以不同的方式影响着不同的社会经济群体。③组织上的障碍(Organisational Barriers)。卫生服务机构的组织和管理会影响到患者对医疗服务的利用,比如说长期的等待表明医疗机构在组织和管理上存在障碍。

从以上对卫生服务可及性指标分析可以看出:1997—2006 年,农村居民去村卫生室时间在 10 分钟以内,看病等待时间逐年下降,均小于 10 分钟,村卫生室几乎能够提供日常所需的药品,组织上的障碍较小。但医疗保险的拥有率很低,家庭人均收入增速放缓,而医疗服务价格上升速度很快,可能存在经济障碍。是否存在个人障碍要考虑到卫生服务可及性对健康的影响,这是下一部分要分析的内容。下面将对医疗保险和医疗服务价格存在的障碍进行详细的分析。

4.3.1 医疗保险的拥有率较低

1997—2006 年,虽然医疗保险拥有率呈上升趋势,但拥有率仍然比较低。1997 年、2000 年,农村居民的医疗保险以商业保险为主,合作医疗的比例非常低。2004 年、2006 年医疗保险以新型农村合作医疗为主,商业保险居第二位,2006 年新型农村合作医疗的参保率并不高,还没有达到 50%。中国的大部分农村地区农业经济收益微薄,仅依靠农业收入,农民很难有效地抵御疾病风险,因此政府在保障农村居民健康方面应该凸显主体作用。

合作医疗制度变迁经历了一个漫长的过程,它的出现、发展、辉煌、衰落以及再次重建,既有它的历史背景,又有它的现实原因。改革开放前,合作医疗崛起和壮大主要取决于三方面的原因:政治上的高度重视、集体经济的制度安排、低成本的卫生服务供给体系。改革开放后,村集体经济解体,合作医疗失去赖以生存的经济基础。再加上财政体制由"统收统支"变为"分灶吃饭"再到"分税制",各级政府由于财政困难未能向合作医疗制度提供及时有力的经济支持,合作医疗也随之解体。总之,政府的重视不够、投入不足导致合作医疗迅速衰落。20 世纪 70 年代中期合作医疗的覆盖率达到90%,1989 年继续实行农村合作医疗制度的行政村仅占全国的 4.8%(王红漫,2004)。

2003 年,"非典"疫情突然出现并大范围地蔓延,我国政府开始关注脆弱的卫生服务体系。"非典"现象为改善医疗保障和公共卫生条件提供了一个新的历史契机。当年 9 月，新型农村合作医疗制度以试点的形式实施，它以自愿为原则，实现个人、集体和政府多方筹资。新型农村合作医疗制度与传统合作医疗相比，政府承担主要筹资责任、政府是组织管理的主体，监督机制更加民主公开，体现了一定的制度优势。但是由于政府投入不足、只保大病，报销程序复杂，报销力度低，受益率不高。2006 年、2008 年、2010 年中央政府陆续增加新型农村合作医疗财政补助，加大政府投入力度，2010 年新型农村合作医疗的政府补助已经增加到每人每年 120 元，并简化报销程序，计算机管理，当场报销。在政府的强力推动下，2010 年的新型农村合作医疗参保率达到 94.19%（据《2010 年中国卫生统计年鉴》）。

4.3.2　医疗服务价格偏高

1997—2006 年医疗服务价格一路攀升，其中 2006 年医疗服务价格增长速度超过人均收入增长速度。20 世纪 90 年代以来，由于医疗服务价格快速上涨，"看病贵"问题非常突出，沉重的医疗负担已经成为我国居民的困扰。

20 世纪 80 年代初期，医疗卫生部门不断市场化，我国卫生事业由原来的福利性事业向社会公益性事业转变。公共卫生支出被政府视为一种福利性消费，并没有被当做人力资本投资，因此导致公共卫生支出在公共投资竞争中处于弱势，而削减计划经济时代形成的公共福利已经成为市场化改革中的一个主要倾向（朱玲，2002）。从图 4.7 可以看出，我国卫生总费用筹资结构发生变化，1980—2003 年政府预算卫生支出和社会支出占卫生总费用比重下降，2003 年之后虽有所上升，但个人支出所占比重仍保持大幅走高的趋势，2000 年达到最大，之后虽略有下降，但仍要高于政府和社会支出的比例。随着农村集体经济解体，合作医疗迅速衰落，基层卫生组织缺乏集体经济的依托和支持，不得不走市场化、商业化的道路。在这样的背景下，乡村两级的基层卫生组织迅速凋零，全国的乡镇卫生院中约 70% 出现亏损，全国的村卫生室中约 50% 沦为"以药养医"的个人诊所（张自宽、赵亮等，2010）。1998—2003 年，农民人均纯收入增长速度仅为 2.4%，而医疗费用增长速度高达 11.8%[①]，医疗费用增长速度远远高于农民收入增长。王延中（2001）指出，医疗保障和卫生服务供给不足并不是当前中国农村地区存在的主要问题，缺乏消费高价格的卫生服务的有效需求能力才是大多数农村居民面

4
卫生服务可及性

―――――――――――

① http://kyj.cass.cn/show _ News.asp？id＝2299，2005.11.15.

临的主要问题。

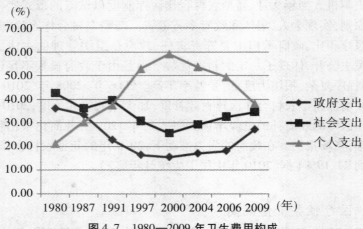

图 4.7　1980—2009 年卫生费用构成

数据来源:《2010 年中国卫生统计年鉴》。

　　本书认为,现阶段,如果对农村医疗服务市场采用完全的市场化调节方式,那么必然会出现低收入群体无力支付昂贵的医疗费用,无法获得足够数量和质量的医疗服务,并逐步被排挤在医疗服务市场之外,从而导致低收入群体健康状况更加低下,成为社会的边缘人。市场化的医疗服务提供对构建社会公平非常不利,村级卫生服务作为农村三级卫生服务的网底,它应该体现公共产品的特征,政府应该通过投资和补助的形式满足农村居民的基本医疗需求,使农村居民应该得到质优、价廉的基层医疗服务。

5　卫生服务可及性与健康不平等的关系：理论框架和实证模型

5.1 格罗斯曼(Grossman)健康需求模型

格罗斯曼(Grossman)从人力资本的角度构建健康需求模型,该模型是健康需求理论的基石。缪斯克(Mushkin,1962)、贝克尔(Becker,1964)、福克斯(Fuchs,1966)认为健康是人力资本的一种。格里斯多(Grossman)认为健康资本区别于其他形式的人力资本,以教育资本为例,两者的区别主要表现在:①教育资本影响个体在市场和非市场上的工作效率,而健康资本决定于生产和消费的时间;②消费者对医疗保健的需求来自于对健康的需求,医疗保健是一种重要的健康投资形式,对医疗保健的需求是一种派生需求。

按照人力资本理论,对健康的需求体现在两方面:①健康作为一种消费品,健康会增加人们的效用,疾病会损失人们的效用;②健康作为一种投资品,健康会促使人们参与市场和非市场的时间增多,提高人们市场和非市场收益,改善人们的效用水平。

格罗斯曼(Grossman)受到贝克尔(Becker)家庭生产函数的启发,将健康视为产出,在假设效用最大化的前提下,构造健康生产函数,建立健康需求模型,使健康投资存在于家庭的生产框架下。格罗斯曼(Grossman)健康需求模型的中心观点为:假设健康是一种耐用资本存量,它可以带来健康生命时间的产出。假设一个人的初始健康存量会随着年龄的增加而产生折旧,但是可以通过健康投资,提高健康的资本存量。格罗斯曼(Grossman)认为健康需求和它的影子价格负相关,影子价格不仅取决于医疗服务价格,还取决于许多其他因素。在生命周期内,如果健康存量的折旧率上升,那么影子价格随着年龄的增加而上升;如果受教育程度高的人能够更有效地产出健康,那么影子价格随着教育水平的增加而下降。其中最重要的结论是:在一定条件下,影子价格提高,可能会同时降低健康需求的数量,而增加医疗保健的数量。

Grossman 构建个体跨期效用函数:

$$U = U(\varphi_0 H_0, \cdots, \varphi_n H_n, \cdots Z_0 \cdots Z_n), \tag{5.1}$$

上式中,H_0 是继承下来的初始健康存量,H_i 是第 i 期的健康存量,φ_i 是每一单位健康存量所消费的服务流量。$h_i = \varphi_i H_i$ 第 i 期所消费的健康服务。Z_i 是消费者在第 i 期所消费的健康以外的其他商品。n 则代表生命的天数,它是内生变量,在一定生产资源的约束下,它取决于能够给消费者带来最大效用的 H_i。如果 $H_i = H_{min}$,则意味着死亡。

$$H_{i+1} - H_i = I_i - \delta_i H_i \tag{5.2}$$

I_i 为第 i 期的健康投资,δ_i 为第 i 期的健康资本折旧率,假设健康资本折旧率为外生变量,它随着年龄的变化而变化。

I_i 和 Z_i 由下面的函数决定:

$$I_i = I_i(M_i, TH_i; E_i),$$

$$Z_i = Z_i(X_i, T_i; E_i) \tag{5.3}$$

上式中,M_i 表示医疗保健,X_i 是生产 Z_i 所投入的产品,TH_i 和 T_i 表示时间投入,E_i 为教育水平。虽然吸烟、饮酒和运动等因素影响健康,但在模型中更强调医疗保健对健康的影响。个体面临的收入约束和时间约束如下式所示:

$$\sum \frac{P_i M_i + V_i X_i}{(1+r)^i} = \sum \frac{W_i TW_i}{(1+r)^i} + A_0 \tag{5.4}$$

$$TW_i + TL_i + TH_i + T_i = \Omega \tag{5.5}$$

上式中,P_i 和 W_i 分别是 M_i 和 X_i 的价格,W_i 是工资率,A_0 表示财政收入性收入的现值,r_i 表示利率,TW_i 表示劳动力市场工作时间,TL_i 表示由于疾病减少的市场和非市场的工作时间,将以上两式合并,得到下式:

$$\sum \frac{P_i M_i + V_i X_i + W_i(TL_i + TH_i + T_i)}{(1+r)^i} = \sum \frac{W_i \Omega}{(1+r)^i} + A_0 = R \tag{5.6}$$

最优化问题是在(5.2)式、(5.3)式、(5.6)式的约束下,求解(5.1)式的最大化,得到最佳决策投资的均衡条件:

$$G_i \left[W_i + \left(\frac{Uh_i}{\lambda} \right)(1+r)^i \right] = \pi_{i-1}(r - \tilde{\pi}_{i-1} + \delta_i) \tag{5.7}$$

在上式中,其中 G_i 是健康资本的边际产量,Uh_i 是健康资本的边际效用,$\tilde{\pi}_{i-1}$ 表示第 i-1 期健康投资的边际成本。如果将上式两边同除以投资的边际成本,则:

$$\gamma_i + \alpha_i = r - \tilde{\pi}_{i-1} + \delta_i \tag{5.8}$$

其中:

$$\gamma_i = (W_i G_i) / \pi_{i-1} \tag{5.9}$$

$$\alpha_i = \left[\frac{\left(\frac{Uh_i}{\lambda} \right)(1+r)^i G_i}{\pi_{i-1}} \right] \tag{5.10}$$

上式中，α_i 可以理解为消费者投资回报率，γ_i 表示健康投资边际成本回报率（MEC）。

为了简化分析，Grossman 忽略健康资本的消费特性，只考虑健康的投资特性，这一模型被称为纯投资模型。

假设 $\alpha_i = 0$，则 $\gamma_i = r - \tilde{\pi}_{i-1} + \delta_i$ (5.11)

MEC 曲线描述了健康资本存量与健康资本边际效率（健康投资收益率）的关系，MEC 曲线为健康需求曲线。S 曲线为供给曲线，它具有无限弹性的特征，它描述了健康资本边际效率与的健康资本存量关系。MEC 曲线向下倾斜是由于随着健康资本的增加，健康资本边际收益递减造成的（见图 5.1）。

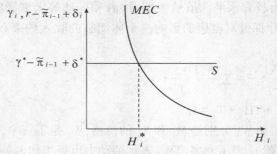

图 5.1   健康资本的决定

图 5.2 显示了健康资本存量与健康天数之间的关系，假设一年中有 365 天，当健康存量为 Hmin 时，健康天数为 0，代表死亡。随着健康资本存量的增加，MEC 曲线呈现上升趋势，当健康资本存量达到一定程度时，曲线渐进于水平，此时的健康天数接近于 365 天，但永远都不会等于 365 天。健康资本的边际生产率呈现递减趋势。

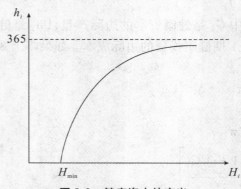

图 5.2   健康资本的产出

5.1.1 年龄因素

为了简化分析,假设工资率、知识存量、总投资边际成本、健康成本边际生产率保持不变,研究年龄增加对健康需求纯增加的影响。由于边际成本和年龄无关,所以

$$\tilde{\pi}_{i-1} = 0$$

因此

$$\gamma_i = r + \delta_i \tag{5.12}$$

健康资本折旧率与年龄正相关。年龄增加时,老龄化带来的生理变化会使健康资本折旧率 δ_i 增加,健康资本的供给曲线向上移动,导致健康资本需求下降。健康投资成本从 $\gamma + \delta_i$ 增加到 $\gamma + \delta_{i+1}$,最优资本存量由 H_i 下降到 H_{i+1},持有健康资本存量下降。MEC 弹性越大,年龄增加使健康资本存量的减少量越大。(见图 5.3)

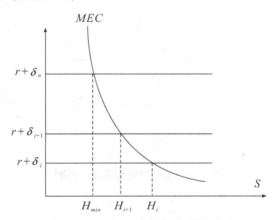

图 5.3 年龄对健康需求的影响

5.1.2 工资率因素

Grossman 分析市场和非市场效率对健康需求的影响。用工资率来表示市场效率,用教育人力资本来表示非市场效率。

当工资率提高时,一方面健康资本边际产出的价值增加,另一方面激励更多的人用更多的时间去工作,这样健康资本的边际产出增加。健康投资的边际成本包括时间成本和其他投入品成本。当工资率上升时,时间的机

会成本增加,健康投资的边际成本也将增加。但健康投资成本中时间所占的比重 K 通常小于 1 因此健康投资的边际回报率增加（1 - K）％。因此,当工资率增加时,MEC 向右移动,对健康的需求增加。

工资率与健康需求正相关,如图 5.4 所示,工资率由 W_1 增加到 W_2,健康边际效率曲线由 MEC_1 移到 MEC_2。在保持健康资本不变的条件下,MEC_1曲线向右移动到 MEC_2,最优资本存量由 H_1 增加到 H_2。健康资本的工资弹性可表示为:

$$e_{H,W} = (1 - K)\varepsilon \tag{5.13}$$

上式中,ε 为 MEC 曲线的弹性,ε 越大,健康投资成本中医疗保健的成本所占的比例就会越大。在健康投资中,医疗保健支出和治疗时间可以相互替代,当工资率提高时,消费者会用较高的医疗支出代替时间。因此在工资上升时,医疗服务的需求增加,医疗支出随之增加。

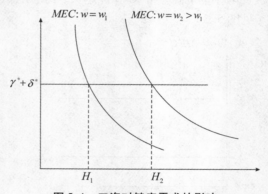

图 5.4　工资对健康需求的影响

5.1.3　教育因素

教育程度增加带来各种投入的产出效率提高,比如时间、医疗支出的健康产出效率均会提高。实质上,在工资率和健康资本边际产出不变时,提高教育程度实际上相当于降低了健康投资的边际成本,提高了健康投资的边际回报率。如图 5.5 所示,教育程度的提高使 MEC 曲线向右移动,健康需求随之增加,最优资本存量由 H_1 增加到 H_2。

格罗斯曼（Grossman）健康需求模型可以解释为影响健康的因素及如何造成个体之间健康的差异。若没有政策干预,个体之间的健康差异必然存在。从公共政策的角度来看,健康作为重要的可行能力,具有广泛的普适

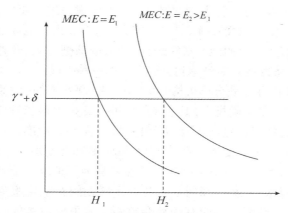

图 5.5　教育程度对健康需求的影响

性。为了维护健康的公平性,必须要缩小社会因素造成的差距,比如收入差距和教育水平的差距,等等。

5.2　卫生服务公平性理论

公平是一个内涵十分丰富的概念,它与公正、平等存在明显区别。公平是指人们对人与人之间的地位及相互关系的一种评价,它主要表达的是人们对利益关系的合理性的认同。公正是指人类行为合理性的价值选择原则。平等则侧重于人与人之间的地位及相互关系的一种事实描述,它主要表达的是人们的地位和利益获得的等同性。在实际运用中,规则公平、机会公平和结果公平是公平的表达形式。规则公平主要指竞争环境公平,即竞争规则和标准对各社会成员是一致的、一视同仁的,所有成员必须遵循同一规则参与竞争。机会公平包含两层含义:一是前途的公平,即所有人在享有平等的权利情况下,凡是同样潜能的社会成员应当拥有同样的发展起点,以便争取同样的前景;二是手段公平,即每个人都达到一个既定目标的相同手段。结果公平是指事实结果的均等化。

阿玛蒂亚·森的能力平等理论是研究公平问题的重要理论基础。他提出了两个中心问题:为什么要平等? 在什么方面平等? 其中第二个问题显得尤为重要。他改变了过去仅仅把收入作为评价社会是否公平的标准,把贫困看做是对基本"可行能力"①的剥夺,可以表现为过早死亡、严重营养不良、长期流行疾病、大量文盲等。"可行能力"的形成更多地涉及一些社会领域。按照阿玛蒂亚·森的能力平等理论,国家应该把健康、教育作为发展的根本目的,而经济发展只能是达到上述目的的一种手段。

SIDA(瑞典国际发展合作机构)和WHO在1996年的《健康公平与卫生服务公平倡议书》中明确指出:卫生服务公平性意指生存和发展的机会获得不应取决于社会特权,而是以需要为导向,即以需要为标准进行分配。社会进步与发展应以公平为度量尺度,社会群体应享有无差别的健康权利,应共同分担疾病带来的不幸。卫生服务公平性就是为了追求每个社会成员均能达到基本的健康水平,努力降低社会各类人群之间在卫生服务利用上的不公平,并最终缩减健康上不应有的社会差距。这里要注意的是需要与需求两个概念并不相同,卫生服务需要是指从健康情况出发,在不考虑消费者支付能力的情况下,尽可能保持或变得更健康而应获得物品或卫生服务的数量。卫生服务需求是指在一定时期内、一定价格水平下,消费者愿意而且能够购买卫生服务的数量。卫生服务需求要满足两个条件:购买愿望和支付能力,二者缺一不可。当消费者受到收入水平的制约,没有能力利用卫生服务时,卫生服务需要就没有转化为需求。需要是真正能够反映出健康水平的真实状况,因此卫生服务的分配应该以需要为导向。

卫生服务公平性主要包括:筹资公平性、卫生资源配置公平性和卫生服务利用公平性。因此,为了实现健康的公平分布,卫生服务公平性必须要通过卫生筹资、卫生资源配置、卫生服务利用三方面来实现。

5.2.1 筹资公平性

筹资公平是指根据居民收入水平和支付能力的不同,对卫生服务也应有不同的支付额。它分为水平公平和垂直公平,水平公平指具有相同收入水平的人支付相同的费用;垂直公平指不同收入水平的人支付不同的费用,收入水平高的居民应该比收入水平低的居民支付的费用高。

目前,筹资垂直公平是筹资公平的重点分析内容。边际效用递减规律是分析垂直公平的理论基础。随着收入的增加,收入的边际效用逐步递减,在此情况下,为了满足公平性,就应该要求收入越低的人筹资水平要相对低,收入越高的人筹资水平也相对要高,只有这样才能确保筹资者的效用减

---

① 一个人的可行能力指的是此人有可能实现的、各种可能性的功能性活动组合。

少基本相同。

WHO 在 2000 年《世界卫生组织报告》中提出了卫生筹资公平性指数（Index of Fairness of Financial Contribution，IFFC），旨在揭示家庭卫生费用的不平等状况，说明较高卫生费用给低收入家庭带来的经济风险。而要计算卫生筹资公平性指数，必须先计算家庭卫生筹资贡献率（Household's Financial Contribution，HFC）。家庭卫生筹资贡献率是指家庭用于医疗卫生方面的总支出占家庭支付能力的比例。

HFC = 家庭医疗卫生支出 ÷ 家庭支付能力

家庭支付能力是指家庭有效收入扣除家庭必需性支出后能够实际用来进行消费的资金。在不考虑借贷和储蓄的影响下，有效收入等于当前收入，而家庭必需性支出应该包括衣、食、住等人生存所需的物质支出。家庭医疗卫生支出由以下四部分组成：①政府为家庭支付的医疗卫生费用，即政府财政资金投入到卫生领域的费用分摊到各个家庭的部分。②家庭成员的个人医疗保险支出。③家庭通过社会医疗保障基金支付的医疗卫生费用[①]。④家庭成员在医疗卫生服务利用过程中的直接付费。

家庭卫生筹资贡献率说明了卫生支出对家庭的影响。按照垂直公平性的原则，在一个筹资公平的卫生系统中，卫生支出在家庭支付能力中所占的比例是相同的，即每个家庭的 HFC 是相等的。为揭示卫生筹资的公平性的状况，我们可以用不同家庭的 HFC 之间的离散程度来表现。若 $\overline{HFC}$ 表示调查所有家庭卫生筹资贡献率的平均值，HFC_i 表示第 i 个家庭的家庭卫生筹资贡献率，N 代表调查家庭的个数，则可以用 v 表示 HFC 的离散程度。若 v 越大，则代表离散程度大，筹资公平性越差。反之，若 v 越小，则说明离散程度越小，筹资公平性越好。

$$v = \frac{\sum_{i=1}^{N} |HFC_i - \overline{HFC}|}{N} \tag{5.14}$$

卫生筹资公平性指数是经家庭卫生筹资贡献率演化而来，WHO 考虑到不同卫生系统卫生筹资公平性之间的比较，通过数学方法，求得离差的立方，使评价指标的数值固定在 0 ~ 1 之间，并进行了正向化变换（即指标越大越好）。其计算方法为：

---

① 一般来说，参加社会医疗保险的人员都要根据收入水平按照一定的比例缴纳医疗保费，所以利用收入信息可以推测家庭交纳的社会医疗保障基金。

$$IFFC = 1 - 4 \times \left[\frac{\sum_{i=1}^{N} |HFC_i - \overline{HFC}|^3}{0.125 \times N} \right] \tag{5.15}$$

IFFC 的值在 0~1 之间,0 代表完全不平等,1 代表完全平等,其值越大,表明筹资公平性越高。

5.2.2　卫生资源配置公平性

卫生资源有狭义和广义之分,广义的卫生资源包括硬性卫生资源(物质资本和人力资源)、软性卫生资源(信息、技术、管理方法等)。狭义的卫生资源主要指硬性卫生资源。卫生资源的配置指卫生资源在不同用途之间的分配。具体包括是否需要提供服务、需要提供多少服务、提供哪些资源、资源如何在不同用途之间分配。卫生资源是指提供各种卫生服务所使用的投入要素总和。

卫生资源配置的常用方法主要包括基尼系数和泰尔指数。基尼系数的测量主要从人口分布和地理分布两个角度进行。人口分布的基本思想是指按人均卫生资源拥有量按大小顺序排列,并分成几组,横轴表示每一组的人口数占总人口数的比重的累计值,纵轴表示每一组人口拥有卫生资源的比重的累计值,各点的连线构成洛伦兹曲线,基尼系数可由公式计算出来。地理分布的基本思想是指按每平方公里面积配置的卫生资源按大小排列,横轴表示面积的累计构成,纵轴表示相应面积构成对应的卫生资源的累计构成,并画出洛伦兹曲线,计算出基尼系数。泰尔指数的计算多从人口角度分析,它首先将整体地域划分为几个区域,利用公式计算出总体的、区域内、区域间的泰尔指数。泰尔指数主要通过测算个体与均值的差异大小来反映资源配置的公平状况,当个体偏离均值越大时,也就是泰尔指数越大,说明卫生资源配置的不公平性就越大。

5.2.3　卫生服务利用公平性

卫生服务利用公平性是指无论居民的收入水平的高低和支付能力的大小,居民对卫生服务应该有相同的可及性,卫生服务的分配不应取决于地位的高低和收入的多少,而应该取决于需要水平,及所谓的卫生服务按需分配和按能力分配。卫生服务利用公平包括横向公平和纵向公平,前者指具有同样卫生服务需要的人应获得相同数量和质量的卫生服务,后者是卫生服务需要不同的人所得到的卫生服务不同,需要水平高者得到较多的卫生服务,需要水平低者得到较少的卫生服务。卫生服务利用公平性一般是采用收入五等分法,通过比较不同收入段卫生服务利用的差异,来衡量公平性大小。(见表5.1)

表5.1　　　卫生服务公平性类别、测量方法、分类及具体表现

卫生服务类别	测量方法	分类	具体表现
筹资公平	家庭卫生筹资贡献率/卫生筹资公平性指数	水平公平	具有相同收入水平的人支付相同的费用
		垂直公平	收入水平高的居民应该比收入水平低的居民支付的费用高
卫生资源配置公平	基尼系数	人口分布公平	相同比例人口应该拥有相同的卫生资源
	泰尔指数	地理分布公平	相同面积的地区应该配置相同的卫生资源
卫生服务利用公平	五等分法	水平公平	具有同样卫生服务需要的人应获得相同的卫生服务
		垂直公平	卫生服务需要水平高者比需要少者应得到较多的卫生服务

5.3　卫生服务可及性与健康不平等关系:理论框架

格罗斯曼(Grossman)认为消费者可以通过生产健康的方式来补充健康资本的消耗,他构建健康生产函数。健康资本的生产函数的投入要素包括:时间、医疗保健、生活方式、教育等,并且给出健康生产函数的一般形式:

$$H = f(M, LS, E, T, W)$$

上式中,H代表健康;M代表医疗保健服务;LS代表生活方式;T代表时间;E代表教育;W代表工资率。

卫生服务可及性通过影响消费者对医疗保健服务的利用而间接影响健康水平,因此将卫生服务可及性替换医疗保健服务。本书在格罗斯曼(Grossman)模型的基础上,根据CHNS数据本身的情况,考虑到年龄、性别、婚姻状况、受教育水平这些个体特征变量对健康的影响。所以,我们在控制这些个体变量的前提下研究卫生服务可及性对健康的影响,其中个体变量

包括性别、婚姻状况、年龄、受教育程度,其中卫生服务服务可及性指标包括需方可及性(家庭人均收入、是否参加医疗保险)和供方可及性(去卫生机构的时间、是否能够提供所需的药品、看病等待时间和医疗服务价格)。在此过程中,本书将用格罗斯曼(Grossman)健康需求理论分析各显著变量对健康的作用大小和作用途径,比较需方和供方作用程度的差异。由于患病农村居民的患病行为可以反映出需方可及性和供方可及性现状,可以进一步揭示卫生服务可及性与健康不平等的关系。因此在卫生服务公平性的理论框架下,研究不同收入农村居民的医疗服务筹资、配置和利用公平性状况。(见图5.6)

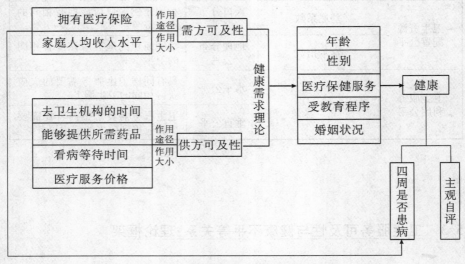

图5.6　卫生服务公平性理论框架

5.4　研究假设与实证模型

5.4.1　研究假设

为了用数据检验上述个体和卫生服务可及性变量对健康的影响过程和机制,根据以往的相关文献和格罗斯曼(Grossman)模型,建立以下假设:

(1)由于女性的生理原因和女性在社会中承担的压力和负担较轻,假设女性的健康状况好于男性。

（2）假设在婚的健康状况要好于未婚的,假设离婚、丧偶的比未婚的健康状况差。

（3）考虑到年龄折旧对健康的影响,假设个体健康状况随年龄增长而变差。

（4）由于参加医疗保险的个体患病可以享受医疗费用的报销补偿,因此这部分群体患病就诊的几率高,其健康水平要好于未参加医疗保险的。

（5）假设家庭收入会影响到家庭的健康水平,人均收入水平高的家庭的健康水平也较高。

（6）家庭去最近的卫生服务机构的时间会影响到家庭的患病行为,从而影响到居民的健康水平。假设去卫生服务机构越近的家庭,其家庭成员的健康水平相对越好。

（7）假设卫生服务机构的提供水平会影响农村居民的健康。个体如果在卫生机构不能购买到所需药品,会抑制医疗服务需求,损害健康水平。

（8）就医等待时间越长,越会影响看病的积极性,越能降低健康水平。

（9）假设医疗服务价格越高,越会压抑农村居民的医疗服务需求,其健康水平也越差。

5.4.2　实证模型

在社会科学中,数据结构经常是分层的:既有描述个体的变量,又有组成个体的全体变量。比如在学校教学中,学生组成班级,班级组成学校。学生嵌套于班级,班级嵌套于学校。此类分层数据结构往往包含了更多信息。传统的线性回归分析的基本先决条件是线性、正态性、方差齐性以及独立性。对于分层的数据而言,同组个体间比异组个体间更为接近或相似,方差齐性和独立性这两个条件并不成立。按照传统的回归方法来计算,会使估计的标准误变小,过高估计结果的显著性(Hobcraft,1982)。而分层线性模型正是为了解决此类问题,分层线性模型在近年来的应用中愈发成熟,使研究者可以估计各层面上的变化以及各层面变量之间的关系。

研究卫生服务可及性对健康的影响不仅需要关注个人层次的解释变量,而且还要关注家庭层次和社区层次的影响变量。CHNS 数据按照多水平、随机群体抽样方法,数据表现出明显的抽样层次结构:社区、家庭、个体。一般而言,社区之间的卫生服务可及性以及社会环境等可能存在一定的差异,而同一社区内部的居民却具有某种程度上的相似性或聚集性(Clustering）。同理,家庭之间的卫生服务可及性可能存在不同,而同一家庭内部的个体却表现某些指标的相同性。CHNS 数据中的收入、去村卫生室的时间、是否能够提供所需的药品、看病等待时间和医疗服务价格都是以家庭为单位进行统计,家庭内部的个体是非独立的(Dependent)。CHNS 数据中社区平均收入、医生数、床位数都是以社区为单位进行分析,社区内部的个体是相关的。但由于社区的数据为保密数据,所以本章暂不分析社区卫生服务可及性变量。当数据存在分层结构时,它的随机误差项包含了不能解释的残差和高水平单位对因变量的效应,没有满足独立常方差的假定。若此时采用传统的多元回归模型进行估计,违反了模型的基本假设,从而失去参数估计的有效性,导致不合理的推断。

传统的统计方法没有考虑数据分层因素,高层数据被当做低层数据处理,遗失了数据的信息;而分层线性模型作为一种新的普适性的统计模型,它通过在一个模型中建立嵌套子模型,对不同层次的变量进行分析,改进了对个体效应的估计。以下首先介绍分层线性模型的技术原理,然后构建本书的实证模型。

5.4.2.1 技术原理

分层线性模型包括零模型、随机截距模型和随机系数模型。

零模型是指各层的方程中不含自变量的模型,它又称随机效应的单因素方差分析模型。

$$y_{ij} = \beta + \zeta_j + \varepsilon_{ij}$$
$$\zeta_j \sim N(0, \varphi), \varepsilon_{ij} \sim N(0, \theta) \tag{5.16}$$

上式中,y_{ij} 代表第 j 组个体 i 的结果。ζ_j 服从正态分布,被称为随机效应或者随机截距。ε_{ij} 服从正态分布,被称为组间残差。

在模型中加入变量,就构成了随机截距和随机系数模型。随机截距模型假定,因变量的截距随群体而异,但各群体的回归斜率是固定的(Rasbas, 2000),因此,不同层次因素之间缺乏互动(Teachman, 2002)。

$$y_{ij} = \beta_1 + \beta_2 x_{2ij} + \cdots + \beta_p x_{pij} + \zeta_j + \varepsilon_{ij} = (\beta_1 + \zeta_j) + \beta_2 x_{2ij} + \cdots + \beta_p x_{pij} + \varepsilon_{ij}$$
$$\zeta_j \sim N(0, \varphi), \varepsilon_{ij} \sim N(0, \theta) \tag{5.17}$$

公式 5.17 比 5.16 增加了自变量,β_1 为截距,$\beta_p (p > 1)$ 为变量系数,ζ_j 为随机截距,它服从正态分布。ε_{ij} 仍然服从正态分布,被称为组间残差。

组内相关系数[①](Intra – Class Correlation Coefficient)用来衡量组之间的差别占未解释的方差比例,它的值越大,说明总方差中层 – 2 的方差所占比例越大,因此用层 – 2 变量来加以解释的可能性就越大。如果这一值较小,说明层 – 2 变量解释的力度较小,说明这一层次的设立没有必要,就不使用分层线性模型。

$$\rho = \frac{\varphi}{\varphi + \theta} \tag{5.18}$$

随机系数模型假定,截距和自变量系数都因组而异,允许不同层次因素之间的互动。随机系数模型中通常包括随机截距项,没有随机截距的随机系数模型是没有意义的(Rabe – Hesketh,2008)

$$y_{ij} = \beta_1 + \beta_2 x_{2ij} + \zeta_{1j} + \zeta_{2j} x_{ij} + \varepsilon_{ij}$$
$$= (\beta_1 + \zeta_{1j}) + (\beta_2 + \zeta_{2j}) x_{ij} + \varepsilon_{ij}$$
$$\zeta_j \sim N(0,\varphi), \varepsilon_{ij} \sim N(0,\theta) \tag{5.19}$$

公式 5.19 中,第一个括号代表总截距,$\beta_2 + \zeta_{2j}$ 代表变量系数,ζ_{2j} 代表随机系数。

5.4.2.2　实证模型

依据现有的数据,本书将因变量包括两类变量:四周患病和自我评估健康(变量描述详见表 6.1),自变量分为两层:层 – 1 变量为个体变量,反映个人特征,具体指标包括性别、年龄、婚姻状况、受教育程度、是否拥有保险;层 – 2 变量为家庭变量,反映家庭特征,具体指标包括家庭人均收入、医疗服务价格、是否提供所需药品、去卫生机构时间和看病等待时间。由于因变量是二分类变量,因此本书将使用随机截距逻辑回归(Random – Intercept Logistic Regression)模型来分析数据,并确定以个体—家庭两层变量进行分析。同时为避免内生性,对层 – 1 的教育变量按组平均数对中(Centering)。[②] 模型的形式如下所示:

层 – 1

$$logit\{prob(y_{ij} = 1 \mid x_{ij})\} = \beta_{0j} + \beta_{1j} \times a_{ij} + \beta_{2j} \times g_{ij} + \beta_{3j} \times ma_{ij}$$
$$+ \beta_{4j} \times (e_{ij} - \overline{e_j}) + \beta_{5j} \times me_{ij}$$

---

① 张雷(2003)译为"跨级相关",杨菊华(2006)译为"群间关联度系数",郭志刚(2007)译为"组内相关系数",本书参照郭志刚的译法。另外,在 Stata 中,用 rho 表示组内相关系数。

② 对中一般有两种形式:按总平均数对中和按组平均数对中,每种对中的位置选择都能产生有意义的结果,具体选择哪种形式要根据数据本身的实际情况。CHNS 数据的第二层家庭数量较多,为了使输出结果更好理解,本书按组即按家庭教育平均数对中。

层 -2

$$\beta_{0j} = \gamma_{00} + \gamma_{01} \times time1_j + \gamma_{02} \times time2_j + \gamma_{03} \times p_j + \gamma_{04} \times fi_j + \zeta_{0j}$$

$$\beta_{pj} = \gamma_{p0} \quad (p = 1,2,3,4,5) \quad \zeta_{0j}/x_{ij} \sim N(0,\psi)$$

$i = 1,2,3\cdots$ 代表个体，$j = 1,2,3\cdots$ 代表家庭，以上模型描述了个体 i 在家庭 j 中个体变量和卫生服务可及性变量对健康的影响。层 -1 表现为个体变量对健康的影响，α 代表年龄，g 代表性别，ma 代表婚姻，e 代表教育水平，me 代表医疗保险，β_{0j} 是截距，$\beta_{1j} \sim \beta_{5j}$ 是待估系数，体现个体特征变量的效应。$\bar{e_j}$ 表示第 j 个家庭各个成员的教育水平，$e_{ij} - \bar{e_j}$ 表示第 j 个家庭各个成员的教育水平与家庭教育平均水平的差值。层 -2 描述家庭变量对健康的影响，$time1$ 代表去机构时间，$time2$ 表示等待时间，p 表示医疗服务价格，fi 表示家庭人均收入，γ_{00} 是截距，$\gamma_{01} \sim \gamma_{04}$ 是待估系数，体现家庭特征变量的效应，ζ_{0j} 是随机截距，独立同分布，正态分布。

6 卫生服务可及性对农村
居民健康影响的实证分析

6.1 样本情况及变量说明

本章在控制个体变量的条件下,分别研究 CHNS1997 年、2000 年、2004 年、2006 年卫生服务可及性对农村居民客观健康及主观健康状况的影响。本书试图将个人特征和家庭特征的影响结合,利用随机截距模型把健康的差异中两层不同的质的影响分别剥离和度量出来,从中比较逻辑回归模型与随机截距逻辑回归模型的差异,分析客观模型与主观模型的异同。

本书利用 Stata 软件将 CHNS 的个体和家庭数据合并,删除缺失的变量,删除选择"不知道"的选项,获得 1997—2006 年的调查样本数据。四周患病率和主观自评的样本数均在 2000 之上,四年的样本量差别不大(见表6.1)。

自变量分为层 −1 和层 −2 两个层次。在处理层 −1 变量时,为体现并比较不同年龄段的健康差异,我们把年龄划分为四个阶段,将 18 ~ 35 岁作为对照组,设置三个虚拟变量,当年龄属于一个虚拟变量所代表的类别时,我们就将其赋值为 1,否则赋值为 0。同理,我们将婚姻作为分类变量,把婚姻划分为三种状况,将未婚作为对照组,设置两个虚拟变量。受教育程度作为间距变量,以家庭为单位进行对中,对中后平均值为 0,标准差较小。在处理层 −2 变量时,将收入和医疗服务价格按 1996 年的通胀指数进行调整。由于收入和医疗服务价格波动较大,所以我们将两者取对数,使其相对平稳、缩小量纲,更好地满足线性特点。

6.2 实证结果分析

6.2.1 逻辑回归模型与随机截距逻辑回归模型比较

为了比较逻辑回归模型与随机截距逻辑回归模型(未对中)的差异,本书分别从显著性、系数、标准误三个方面比较两个模型。(见表6.2)

表 6.1

变量名称及描述

变量名称	变量描述	1997年			2000年			2004年			2006年		
		频数	平均值	标准差	频数	平均值	标准差	频数	平均值	标准差	频数	平均值	标准差
因变量													
四周患病	0代表健康(对照组)1代表患病	2061	0.06	0.24	2033	0.09	0.28	2278	0.14	0.35	2334	0.13	0.33
自我健康评估	0代表健康良好(对照组)1代表健康不良	2046	0.23	0.42	2009	0.30	0.46	2268	0.37	0.48	2321	0.39	0.49
层-1变量													
性别	0代表女性(对照组),1代表男性	2061/2046	0.48	0.50	2033/2009	0.49	0.50	2278/2268	0.49	0.50	2334/2321	0.47	0.50
18~35岁	0代表18~35岁(对照组)												
35~50岁	0代表其他,1代表35~50岁	2061/2046	0.34	0.47	2033/2009	0.36	0.48	2278/2268	0.35	0.48	2334/2321	0.33	0.47
50~65岁	0代表其他,1代表50~65岁	2061/2046	0.22	0.41	2033/2009	0.23	0.42	2278/2268	0.28	0.45	2334/2321	0.34	0.47
65岁及以上	0代表其他,1代表65岁及以上	2061/2046	0.08	0.27	2033/2009	0.08	0.27	2278/2268	0.12	0.32	2334/2321	0.14	0.35
未婚	0代表未婚(对照组)												
在婚	0代表其他,1代表在婚	2061/2046	0.81	0.39	2033/2009	0.82	0.39	2278/2268	0.85	0.36	2334/2321	0.86	0.35
离婚丧偶分居	0代表其他,1代表离婚丧偶分居	2061/2046	0.06	0.24	2033/2009	0.06	0.24	2278/2268	0.07	0.26	2334/2321	0.08	0.27
受教育程度	以组为单位进行对中	2061/2046	0.00	2.59	2033/2009	0.00	2.44	2278/2268	0.00	2.66	2334/2321	0.00	2.54
拥有医疗保险	0代表无保险,1代表有保险	2061/2046	0.20	0.40	2033/2009	0.13	0.34	2278/2268	0.24	0.43	2334/2321	0.59	0.49
层-2变量													
家庭人均收入	取对数	920/914	7.34	1.07	917/914	7.55	1.05	1015/1014	7.79	1.04	1072	7.69	1.13
医疗服务价格	取对数	920/914	2.00	0.87	917/914	2.22	0.88	1015/1014	2.42	0.90	1072	2.58	0.89
提供所需药品	0代表不能提供,1代表能提供	920/914	0.85	0.36	917/914	0.94	0.24	1015/1014	0.95	0.21	1072	0.99	0.12
去卫生机构时间	0代表<10分钟,1代表≥10分钟	920/914	0.11	0.32	917/914	0.10	0.30	1015/1014	0.11	0.31	1072	0.14	0.35
看病等待时间	0代表<10分钟,1代表≥10分钟	920/914	0.10	0.30	917/914	0.02	0.15	1015/1014	0.04	0.20	1072	0.04	0.21

表 6.2　常规逻辑回归模型与随机截距逻辑回归模型（未对中）比较

变量	1997 年 模型 1		1997 年 模型 2		2000 年 模型 1		2000 年 模型 2		2004 年 模型 1		2004 年 模型 2		2006 年 模型 1		2006 年 模型 2	
	系数	标准误	系数	标准误	系数	标准误	系数	标准误	系数	标准误	系数	标准误	系数	标准误	系数	标准误
层-1																
性别	-0.04	0.20	0.001	0.27	-0.31*	0.18	-0.48*	0.25	-0.21	0.13	-0.24	0.15	-0.02	0.14	-0.02	0.16
18~35 岁																
35~50 岁	0.0004	0.28	-0.03	0.43	-0.002	0.25	0.01	0.39	0.89***	0.25	0.95***	0.28	0.18	0.24	0.22	0.29
50~65 岁	0.73***	0.29	1.04**	0.46	0.81***	0.26	0.80*	0.41	1.68***	0.25	1.89***	0.29	0.53**	0.24	0.67**	0.29
65 岁及以上	1.15***	0.37	1.85***	0.62	1.09***	0.34	1.61***	0.59	1.81***	0.30	2.09***	0.36	1.07***	0.29	1.30***	0.36
在婚	-0.11	0.33	-0.11	0.51	-0.22	0.30	-0.43	0.47	0.10	0.34	0.13	0.38	-0.22	0.33	-0.15	0.39
离婚、丧偶、分居	-0.06	0.46	0.08	0.75	0.08	0.40	0.15	0.65	0.47	0.40	0.58	0.46	0.07	0.39	0.26	0.47
受教育程度	-0.02	0.03	-0.004	0.05	-0.05*	0.03	-0.10**	0.04	0.01	0.02	0.01	0.02	-0.06***	0.02	-0.07***	0.03
拥有医疗保险	0.70***	0.22	0.98**	0.42	0.56**	0.22	0.97**	0.43	0.43***	0.15	0.50***	0.18	0.42***	0.13	0.51***	0.18
层-2																
家庭人均收入	-0.32***	0.09	-0.44***	0.17	-0.20**	0.08	-0.32**	0.16	-0.16***	0.06	-0.18**	0.08	-0.13**	0.06	-0.17**	0.08
医疗服务价格	0.33***	0.11	0.37*	0.20	0.32**	0.09	0.45**	0.18	0.03	0.07	0.04	0.09	0.004	0.07	0.02	0.1
提供所需药品	0.23	0.29	0.27	0.53	0.76*	0.44	0.87	0.75	0.62*	0.36	0.70	0.43	0.62	0.55	0.71	0.73
去卫生机构时间	0.12	0.28	0.55	0.51	0.02	0.27	-0.07	0.54	0.17	0.19	0.22	0.25	0.15	0.18	0.17	0.25
看病等待时间	0.92***	0.25	1.53***	0.51	0.02	0.54	0.21	1.01	-1.05**	0.44	-1.14**	0.51	0.06	0.33	0.05	0.46

注：模型 1 为逻辑回归模型，模型 2 为随机截距逻辑回归模型。

表 6.3

以四周患病为因变量的模型结果

变量	1997年			2000年			2004年			2006年		
	系数	标准误	发生比率	系数	标准误	发生比率	系数	标准误	发生比率	系数	标准误	发生比率
层－1												
性别	-0.16	0.28	0.85	-0.60**	0.25	0.55	-0.19	0.15	0.83	0.001	0.16	1.00
35~50岁	0.09	0.43	1.09	0.12	0.39	1.13	0.92***	0.28	2.51	0.21	0.29	1.23
50~65岁	1.21***	0.44	3.36	1.05***	0.40	2.86	1.82***	0.28	6.17	0.74***	0.29	2.10
65岁及以上	2.09***	0.59	8.04	2.04***	0.56	7.70	1.98***	0.33	7.24	1.49***	0.34	4.43
在婚	-0.03	0.52	0.97	-0.44	0.47	0.64	0.13	0.38	1.14	-0.19	0.40	0.82
离婚,丧偶,分居	0.24	0.75	1.27	0.16	0.65	1.17	0.57	0.46	1.77	0.19	0.48	1.20
受教育程度	0.08	0.06	1.08	-0.04	0.05	0.96	-0.01	0.03	0.99	-0.09***	0.03	0.91
拥有医疗保险	0.98**	0.42	2.66	0.98**	0.42	2.68	0.50***	0.18	1.64	0.50**	0.19	1.65
层－2												
家庭人均收入	-0.43**	0.17	0.65	-0.34**	0.16	0.71	-0.18**	0.08	0.83	-0.21**	0.08	0.81
医疗服务价格	0.38*	0.20	1.46	0.43**	0.18	1.54	0.32**	0.09	1.04	0.30**	0.10	1.02
提供所需药品	0.25	0.53	1.29	0.89	0.75	2.45	0.70	0.43	2.02	0.62	0.76	1.85
去卫生机构时间	0.54	0.51	1.71	-0.04	0.53	0.96	0.22	0.25	1.24	0.16	0.26	1.17
看病等待时间	1.52***	0.51	4.59	0.10	1.00	1.11	-1.13	0.51	0.32	-0.06	0.48	0.95
lnsig2u	1.92	0.29		1.94	0.25		0.20			0.67	0.23	
sigma_u	2.61	0.37		2.64	0.33		1.11			1.40	0.17	
rho	0.67	0.06		0.68	0.06		0.27			0.37	0.06	
Wald chi2(13)	40.22***			52.28***		98.57***			84.83***			
chibar2(01)	70.42***			92.55***		18.16***			42.50**			

表 6.4

以自评健康指数为因变量的模型结果

变量	1997年			2000年			2004年			2006年		
	系数	标准误	发生比率	系数	标准误	发生比率	系数	标准误	发生比率	系数	标准误	发生比率
层-1												
性别	-0.79***	0.24	0.45	-0.66***	0.14	0.51	-0.49***	0.12	0.61	-0.33**	0.13	0.72
35~50岁	0.61	0.40	1.84	0.67***	0.21	1.97	0.69***	0.19	1.98	0.59**	0.23	1.81
50~65岁	2.19***	0.44	8.98	1.72***	0.23	5.59	1.50***	0.19	4.50	2.00***	0.24	7.37
65岁及以上	3.98***	0.66	53.61	2.19***	0.33	8.87	2.69***	0.27	14.73	3.37***	0.33	29.21
在婚	0.58	0.51	1.78	-0.22	0.26	0.80	0.30	0.26	1.35	-0.12	0.32	0.89
离婚丧偶分居	1.03	0.78	2.79	0.50	0.39	1.65	0.45	0.36	1.57	-0.27	0.41	0.76
受教育程度	-0.03	0.05	0.97	-0.06*	0.03	0.95	-0.05***	0.02	0.95	-0.09***	0.03	0.91
拥有医疗保险	-1.04**	0.52	0.35	-0.09	0.26	0.91	-0.04	0.16	0.96	0.42***	0.16	1.52
层-2												
家庭人均收入	-0.46**	0.20	0.63	-0.20**	0.08	0.82	-0.31***	0.07	0.73	-0.13*	0.07	0.88
医疗服务价格	-0.38	0.24	0.68	-0.06	0.10	0.94	0.04	0.08	1.04	-0.09	0.09	0.92
提供所需药品	1.75***	0.65	5.77	-0.11	0.36	0.90	-0.02	0.31	0.98	0.59	0.64	1.80
去卫生机构时间	1.71***	0.63	5.55	0.87***	0.28	2.39	0.23	0.22	1.25	-0.19	0.24	0.83
看病等待时间	0.88	0.67	2.41	-0.91	0.59	0.40	-0.53	0.35	0.59	0.66	0.41	1.93
lnsig2u	3.03	0.20		0.95	0.19		0.40	0.20		1.04	0.17	
sigma_u	4.55	0.45		1.61	0.15		1.22	0.12		1.68	0.14	
rho	0.86	0.02		0.44	0.05		0.31	0.04		0.46	0.04	
Wald chi2(13)	94.3***			156.17***			220.95***			223.16***		
chibar2(01)	371.23***			95.33***			61.72***			129.21***		

6.2.1.1 显著性

杨菊华(2006)利用 CHNS 数据分析家庭特征和社区特征对家庭经济地位的影响时发现:在普通模型中,有的自变量对因变量的影响十分显著,但在分层线性模型中却变得不显著。有的自变量在普通模型中的显著性很高,但在分层线性模型中显著程度明显降低。戈尔茨坦(Goldstein,1995)认为常规回归模型过高地估计某些自变量对因变量的作用,增加犯第 I 类错误①的可能性。从本书的情况看:1997 年模型 1 和模型 2 变量的显著性一致,但部分变量显著性的程度明显下降,比如 50~65 岁、拥有医疗保险、家庭人均收入、医疗服务价格变量在模型 1 中时显著性表现为 P<0.01,在模型 2 中则表现为 P<0.05 或 P<0.1;2000 年 50~65 岁、医疗服务价格、提供所需药品变量虽然在两个模型中均显著,但在模型 2 中的显著性下降;2004 年家庭人均收入、看病等待时间变量在模型 2 中显著性要差于模型 1;2006 年模型 1 和模型 2 表现无差异。

6.2.1.2 系数

13 个自变量中,1997 年模型 1 和模型 2 系数方向相同的共有 10 个,这 10 个自变量中 8 个变量在模型 2 中的系数的绝对值大于模型 1,2000 年两个模型中共有 11 个自变量的系数方向相同,11 个变量中 10 个变量在模型 2 中的系数绝对值大于模型 1;2004 年和 2006 年的两个模型的所有系数的方向完全相同,并且 12 个变量在模型 2 中的系数的绝对值大于模型 1,2006 年有 10 个变量。从总的趋势来看,模型 1 和模型 2 系数正负方向基本相同,模型 1 的系数的绝对值要普遍小于模型 2。逻辑回归模型容易缩小自变量对因变量的作用,随机截距逻辑回归模型的系数更加准确。

6.2.1.3 标准误

从 1997—2006 年数据来看,模型 2 的标准误要普遍大于模型 1。随机截距模型考虑到家庭内部样本的聚类性质,其标准误更小,而逻辑回归模型却没有考虑到这一方面,将个体和家庭变量放在一起,扩大了标准误。这也验证了赫波克福特(Hobcraft,1982)的说法。

随机截距逻辑回归模型将因变量分解为组内差异和组间差异,来考察不同层次自变量对因变量的影响。以上的分析充分显示出随机截距模型在降低显著性、提高系数、纠正标准误三方面的优势。

---

① 第 I 类错误为"拒绝真原假设所犯的错误",第 II 类错误为未能拒绝伪原假设所犯的错误。

6.2.2　健康影响因素分析

以下将四周患病和自我评估健康指数作为因变量,分别建立随机截距模型,指出影响健康的因素,分析两个模型结果的异同,并利用健康需求理论探究现象背后的原因。(见表6.3、表6.4)。

6.2.2.1　四周患病

1997—2006 年数据中的 Wald chi2(13) 和 chibar2(01) 均表现良好的显著特征,这说明模型的总体显著,并且适合做分层线性研究。

$$sigma \_ u = \sqrt{\psi} \qquad 组内相关系数 rho = \frac{\psi}{\psi + \frac{\pi^2}{3}}$$

四年的组内相关系数分别为 0.67、0.68、0.27、0.37,分别说明因变量 67%、68%、27%、37% 的可变性来自家庭(组间变异),33%、32%、73%、63% 的变异来自个体(组内变异)。1997 年、2000 年家庭对四周患病作用力度大,2004 年、2006 年情况发生变化,个体起主要作用。改革开放以来,我国计划生育政策的实施力度加大,同时,生活方式发生变化,流动人口的规模和频率不断增加,多元文化在碰撞中相互融合,以上的因素使原有的婚姻家庭观念发生变化,动摇了传统的家庭结构模式。现有的家庭特征表现为:家庭规模小型化、家庭人口老龄化、家庭结构方式多元化以及婚姻家庭观念淡化(熊金才,2006)。家庭规模小型化使传统大家庭互助共济的亲戚网络弱化,使家庭可利用的成员关系资源不断缩小,逐步降低了家庭对疾病风险的抗御能力。家庭人口老龄化影响家庭赡养功能,加重了家庭的医疗负担。单身家庭、空巢家庭、丁克家庭、单亲家庭等家庭多元化趋势必然要求多元的社会保障体系与之相适应。婚姻家庭观念淡化导致的结婚率的下降、离婚率的上升造成家庭保障功能的衰退。

关于性别对健康的影响,主要有以下两种不同的观点:①从职业特点来看,一些危险性高或体力消耗较大的工作多由男性承担,因此,男性遭受疾病困扰的机会较多。②从女性的生理特点来看,女性身体较弱且对疾病敏感性较强,女性的健康状况较差。从 CHNS1997—2006 年数据来看,各年性别对四周发病影响并没有表现一致特征。四年中仅有 2000 年的性别对四周患病影响显著,其他年份并未表现显著特征。1997 年、2000 年、2004 年系数符号为负,说明女性四周患病几率要高于男性,这与四次卫生服务调查结果基本一致。实际上女性的期望寿命要高于男性(见表6.5),当经济发展到一定阶段,健康的含义应该表现为生存质量的提高,而不是简单的寿命的延长。

表 6.5　　　　　　　　1981—2005 年各性别的期望寿命　　　　　　单位:岁

年份	合计	男性	女性
1981	67.9	66.4	69.3
1990	68.6	66.9	70.5
2000	71.4	69.6	73.3
2005	73.0	70.0	74.0

数据来源:《2010 年中国卫生统计年鉴》。

从年龄比较看,50～65 岁和 65 岁以上者的四周患病几率要显著高于 18～35 岁的这部分群体。35～50 岁仅在 2004 年显著,其他年份并不显著,但是从系数的符号上看,其他年份该年龄段患病几率要比 18～35 岁高。从发生比率来看,1997 年,65 岁以上四周患病是对照组的 8.04 倍,2000 年为 7.70 倍,2004 年为 7.24 倍,2006 为 4.43 倍,发生比率呈现下降趋势。关于年龄对健康的作用途径,格罗斯曼(Grossman,1972)假设健康是一种耐用资本存量,它可以带来健康生命时间的产出。当年龄增加时,健康资本折旧率增加,健康资本需求变小,持有健康资本存量就会下降。

2006 年教育水平对四周发病影响显著,按照格罗斯曼(Grossman)的理论,健康水平随着教育水平的增加而增加,教育水平越高,四周患病的可能性越低。2006 年的数据显示:受教育程度每增加 1 年,疾病的发生比率便下降 9%。格罗斯曼(Grossman,1972)认为当教育程度提高时,各种投入的产出效率都会提高,时间的健康产出效率提高,医疗支出的产出效率提高。实质上,教育实际降低了健康投资的边际成本。在工资率和健康资本边际产出不变时,若教育程度提高,则健康投资的边际回报率增加,从而健康需求增加,预防与保健措施增加。1997 年、2000 年、2004 年教育水平对四周发病并不显著,这三年的平均受教育年限在六年左右,文盲的四周患病率较高,初中及以上教育水平四周患病率较低,但具有小学教育的群体内部的患病并未呈现明显的差异,所以导致结果不显著。

1997 年、2000 年、2004 年、2006 年拥有医疗保险的个体的疾病发生比率分别是未拥有者的 2.66 倍、2.68 倍、1.64 倍、1.65 倍,拥有医疗保险的个体的健康水平要显著低于未拥有者。这一结论在苗艳青(2008)、叶春辉

（2008）、褚雪玲（2010）的论文中得到证实。医疗保险功能定位是增进健康、预防疾病、发现疾病、治疗疾病和医疗康复，医疗保险应该起到保障身体健康，提高劳动者身体素质的作用，而实证分析结果似乎与理论不符。苗艳青（2008）和叶春辉（2008）并未做解释。褚雪玲（2010）认为是数据结构的原因：在农村总体人群中拥有医疗保险的比例相对很低，与没有保险的人群相比，存在变异太小，影响估计结果。褚雪玲的解释在本书并不成立，以2006年为例，样本数2334人，生病人数307人，无医疗保险958人，参加医疗保险1376人，在医疗保险的群体中14.61%的人患病。本书认为导致这种现象的原因有三个：①逆选择，即有病的人愿意参加医疗保险，身体状况不好的人愿意参加医疗保险。斯德仁科（Sidorenko，2001）发现参加医疗保险与患病概率呈现正相关关系，逆选择导致健康水平较低的人更愿意参加医疗保险。②道德风险，即个体参加医疗保险后对自己身体的爱护程度下降，导致健康存量下降。③漏报患病率，没有医疗保险的居民对健康的敏感程度可能相对较低，就医的积极性可能要弱于参保居民，在不能确定身体健康状况下简单认为自己没有患病。2003年，我国部分农村地区开始实施新型农村合作医疗制度，2006年新型农村合作医疗制度的覆盖率接近于80%，但从数据结果来看，该制度对健康的干预尚未取得预期积极的效果。

家庭人均收入显示出积极的影响，家庭人均收入每增加1单位，疾病发生比率分别下降35%、29%、17%、19%。格罗斯曼（Grossman）认为当收入提高时，一方面健康资本边际产出的价值增加，引起健康需求增加；另一方面将激励个人用更多的时间去工作，这样健康资本的边际成本增加，从而引起健康需求的减少。由于健康投资的边际成本包括时间成本和其他投入品成本，而且健康投资成本中时间所占的比重 K 通常小于1，因此，健康投资的边际产出增加$(1-K)\%$。因此，当收入提高时，健康的需求总体表现增加的趋势。同时，我们应该看到，疾病发生比率的降低总体上呈现边际递减的趋势。

从理论上来说，医疗服务价格与健康需求负相关，因为较高的医疗服务价格会抑制居民的医疗服务需求，降低医疗服务的利用，损害居民的健康状况。叶春辉（2008）利用 CHNS 1991—2000 年的数据支持以上的说法，而赵忠（2007）利用 CHNS 2000 年数据分析发现医疗服务价格对农村居民的健康水平有显著正影响。1997—2006 年医疗服务价格显著影响四周患病率。

卫生经济学理论认为，卫生服务时间通过影响卫生服务需求，间接影响个体的健康状况。这里的卫生服务时间，包括：去卫生机构的时间、在卫生机构的等待时间（等候挂号、等候就诊、等候交费、等候检查和等待取药等）。时间对卫生服务需求的影响可以从两个方面考虑：①卫生服务项目提供的时间越长，代表成本相对高；②时间的机会成本。利用卫生服务需要花费一定时间，时间越长，代表卫生服务机会成本越高，有可能放弃的收入就越多。不同类型的人卫生服务的时间机会成本不同，在其他条件不变的条件下，时间机会成本高的人卫生服务需求低于时间机会成本低的人。受到数据资料限制，本书的卫生服务时间包括去村卫生室的路途时间和在村卫生室的等待时间。1997—2006 年去卫生机构时间变量均不显著。看病等待时间仅在 1997 年表现显著，其他年份不显著。1997—2006 年分别有 89.71%、97.54%、95.65%、95.50%的农村居民看病等待时间小于 10 分钟。1997 年表现显著是由于群体内等待时间的差异较大，能够显示出时间的机会成本造成的影响，而其他年份等待时间变异太小，所以结果不显著。对于不显著的原因，是否和乡村医生、卫生员的数量和村卫生室的数量增加有关。通过查询卫生统计年鉴发现：村卫生室数从 1997 年开始下降，2005 年之后虽有上升，但幅度较小；乡村医生和卫生员总数从 1999 年开始下降，2003 年进入谷底，此时比 1997 年减少约 45 万人；2001年平均每村乡村医生和卫生员数开始急剧下降，2004 年开始上升，2006 年仍与 1997 年有不小的差距。从表 6.6 的数据可以看出，村卫生室数等三项指标相对于 1997 年下降幅度较大，2003 年之后显著上升应该与新型农村合作医疗制度的实施有关。看病等待时间不显著可能是由于村民对村级卫生服务不满意，降低了看病次数，减少了看病等待时间。

表 6.6　　　　1997—2006 年村卫生室数、乡村医生和卫生员总数

年份	村卫生室数（个）	乡村医生和卫生员总数（人）	平均每村乡村医生和卫生员数（人）
1997	733 624	1 317 786	1.80
1998	728 788	1 327 633	1.81
1999	716 677	1 324 937	1.82
2000	709 458	1 319 357	1.81
2001	698 966	1 290 595	1.82
2003	514 920	867 778	1.31
2004	551 600	883 075	1.37
2005	583 209	916 532	1.46
2006	609 128	957 459	1.53

数据来源：《2007 年中国卫生统计年鉴》（年鉴中没有 2002 年的数据）。

6.2.2.2 自我评估健康指数

由表 6.2 的统计结果可知,模型 2 的总体显著,并且适合做分层线性研究。1997—2006 年健康的变异中来源家庭间的比例分别为 86%、44%、31%、46%,来源于个体的比例分别为 14%、56%、69%、54%。从总体上来说,家庭影响程度下降,个体的作用增强。

从性别的比较看,男性的自我评估健康指数较低,也就是说男性的健康状况比女性好。这里的差异一方面可解释女性的患病率高于男性,女性的健康较为脆弱;另一方面在评估自己健康状况时女性更敏感,主观性更强,倾向于低估自己的健康状况。林德布姆(Lindeboom,2004)、琼斯(Jones,2007)、赵忠(2007)、褚雪玲(2010)的实证研究也证明了以上结论。

从年龄角度看,年龄对健康有显著的消极作用。与 18~35 岁相比,其他年龄组的健康水平要明显差于对照组。以 2006 年为例,35~50 岁、50~65 岁、65 岁以上的疾病发生比率高于对照组 0.81 倍、6.37 倍和 28.21 倍。

袁萌等(2011)对中国八个省(区)的 13 360 例人群评估不同婚姻状况者的亚健康状况,亚健康是从躯体表现、心理表现和社会适应三个角度进行衡量,结果发现,亚健康最严重的是离异人群,亚健康最轻的是已婚人群。躯体表现中最严重的是离异人群,丧偶人群在心理领域和社会适应领域最突出。罗乐宣(2006)研究深圳市不同婚姻状况对健康的影响,发现已婚人群总体健康状况最好。赵忠(2007)、叶春辉(2008)利用 CHNS 数据,将婚姻状况分为两类:已婚和未婚,分别发现已婚的自我评估健康状况要好于未婚,四周患病率要低于未婚。一般来说,良好的婚姻对健康有积极作用,它能够使夫妻双方建立和保持良好生活习惯,共享喜悦,分担压力,形成家庭的整体性和提高社会的融合性。并且,家庭和睦能使人精神饱满地对待生活并充满信心地工作,有利于身心健康(刘增恒,2000)。而由于家庭不完整带来的分居、离婚、丧偶,更易发生身心疾病。婚姻关系的结束可能意味着某些重要的社会关系断裂或社会资本丧失,在经济保障和人际关系方面面临新的压力和挑战,这些因素都会使个体产生焦虑、抑郁、孤独感等不良情绪。从模型 2 的结果来看,婚姻状况对健康的影响不显著。这是由于剔除缺失值后,四年的样本量只剩下 2000 左右,样本中已婚人数超过 80%,离婚、丧偶、分居的人数所占比例不超过 10%。与未婚人群相比,样本人数内部变异较小,因此表现不显著。

在教育方面,2000—2006 年不同教育水平的农村居民的自我评估健康状况存在显著差异。教育水平高的农村居民,其健康状况越好。教育程度每增加1年,健康不良的发生比率分别下降5%、5%和9%。1997年虽未表现显著性,但系数的符号为负。教育的增加意味着个体的人力资本存量增加,意味着个体获取营养和预防保健能力增加。

低收入家庭面临更高的健康风险,收入对健康有明显的改善作用,家庭人均收入每增加1单位,健康风险分别降低27%、18%、27%和12%。褚雪玲(2010)证实了收入对健康的积极作用。赵忠(2007)根据CHNS 2000年的数据认为农村居民的收入对健康不显著。褚雪玲认为赵忠没有考虑变量的内生性问题,可能由此产生估计偏差,影响了估计结果。

1997年提供所需药品对健康显著,能够提供所需药品的疾病发生比率要高于未提供药品的4.77倍,这与常理似乎相悖。其他年份表现不显著。1997—2006年分别有85%、94%、95%、99%的农村居民能够获得所需药品。2000—2004年样本内部变异较小,不显著也在情理之中。1997年样本内部存在一定差异,但由于能够提供药品虽占比例较大,因此从结果上显示能够提供所需药品的疾病发生比率要高于未提供药品。

去卫生机构时间越长,看病的机会成本越大,对农村居民的卫生服务需求抑制程度越大,对健康造成的负面影响越大。1997年、2000年去卫生机构时间对农村居民的健康显著。2000年之后,去卫生机构时间对健康不再显著。世界银行(2008)的报告指出,中国卫生服务质量在过去几年虽有提高,但是这种提高仅限城市地区。农村地区卫生服务质量改善缓慢,农村居民对卫生服务的需求没有因为卫生机构的便捷程度增加而增加对基层卫生机构的使用,从而2004年、2006年未见显著。

6.2.2.3 比较分析

如果将"四周没有患病"认为是健康良好,"患病"认为是健康不良,从表6.6可以看出,主观和客观对健康良好的评价变异较小,而对健康不良的评价却变异较大,每一年自我评估健康不良的人数要多于四周患病的。自我评估健康的好坏取自于周围同龄人的健康水平,它受到当地居住环境、卫生服务设施的影响。在一个卫生服务设施较为齐全、看病便捷的地区,当个体对自己身体状况了解全面清楚时,他倾向于低估自己的健康状况;而在卫生服务设施较为落后,看病困难的地区,个体对自己身体状况缺乏一个全面了解和判断,容易高估自己的健康状况。胡琳琳(2005)对2003年国家卫生服务调查数据的分析后发现,城市人口倾向于比农村人口报告更低的健康水平,胡琳琳认为这与城市人口受教育水平较高、对健康有着更高的期望有关。

综合考虑,如果从生理健康的角度来说,四周患病率应该是一个比较稳定、客观的指标,而自我评估健康应该是对客观指标的补充。如果从心理健康的角度来说,自我评估健康指标是一个最佳指标。

表6.6 四周患病和自评健康比较(1997年/2000年/2004年/2006年)

单位:人

四周患病	自我评估健康		
	健康良好	健康不良	合计
否	1542/1340/1349/1325	377/495/605/690	1919/1835/1954/2015
是	36/67/76/81	91/107/238/225	127/174/314/306
合计	1578/1407/1425/1406	468/602/843/915	2046/2009/2268/2321

从1997—2006年的模型结果比较看:①自我评估健康模型的显著变量的个数多于四周患病模型,组内相关系数基本也高于四周患病模型(2000年除外)。这也印证了自我评估健康状况更为敏感的特征。②年龄(50~65岁和65岁以上)、家庭人均收入变量在两个模型中均表现显著,婚姻变量表现不显著。

若以具体年份分析卫生服务可及性对健康的影响,可以发现四周患病模型与自我评估健康模型的组内相关系数基本呈现下降趋势,家庭对健康的影响逐步下降。另外,从变量及显著性上来看,1997年两个模型显著变量的个数及显著性大小的差异较大,2000年、2004年差异进一步缩小,2006年完全一致。2004年、2006年提供所需药品、去卫生机构的时间和看病等待时间变量均不显著。针对此现象,本书认为村级卫生服务已经不是影响农村居民健康的主要因素。社会转型期,在村卫生室与整个社会环境的互动关系中,村卫生室的传统社会角色已经发生变化,现有的村级卫生服务已经不能满足农村居民日益增长的健康需求。

从卫生经济学角度观察,在控制其他因素的条件下,村级卫生服务供给的状况会对卫生服务需求产生直接影响。村级卫生服务供给的类型、数量、质量、结构、费用以及地理位置是否与农村居民的需求相互匹配,将直接影响到卫生服务需求水平,进而影响其健康水平。

新中国成立初期,中国卫生事业取得了巨大进步。孕产妇死亡率从1950年的每万名1500例降至1980年的100例(《2010年中国卫生统计年鉴》)。1980年每1000名中国儿童中五岁以下死亡的只有42名,而欠发达国家平均的儿童死亡率约为中国的 3 倍。20 世纪 80 年代初的中国仍位于世界最贫困国家之列。显然,中国在降低儿童死亡率和孕产妇死亡率上取得的成功很大程度上应归功于"供给导向"政策。这项政策的特征表现在政府、社会为大众提供健康、教育和其他基本服务(王丽敏,2003)。世界银行(2009)认为取得这样的成绩归功于以"合作医疗制度、三级卫生网和赤脚医生"为特征的农村医疗保健体系。当时的赤脚医生作为基层的医疗工作者,提供基本干预,大大降低了各种健康威胁引发的死亡率。

而改革开放以后,中国孕产妇死亡率和儿童死亡率继续下降,但速度越来越慢。当可预防传染性疾病达到较低水平时,村级现有的医疗服务提供已经远远不能满足农村居民的卫生服务需求。此时的村级卫生服务的发展已经滞后于社会经济的发展。傅永珍(2010)对天水市某村调查发现:乡村医生的数量已能使村卫生室基本医疗服务顺利开展,但缺乏高质量的乡村医生。村卫生室的业务用房以及基本医疗设备配置严重不足,房屋老化,医疗器械和设备以"老三件"(听诊器、体温计、血压计)为主。曹春燕(2011)发现村卫生室在健康检查、预防保健、健康教育等方面存在敷衍塞责、流于形式的现象,公共卫生服务功能呈弱化趋势。村卫生室按疾病的轻重进行筛选,它无法对患者进行全面的诊断,只能提供常见的药品和普通的静脉注射。目前,村卫生室已经沦落为县级医疗机构的一个派出分支,按照发达国家的经验,村卫生室应该承担传染病疫情报告、计划免疫、妇幼保健、健康教育、常见病和多发病的一般诊治和转诊服务等工作。只有承担这些功能,才能够进一步改善农村居民的健康状况,才能够有效地促进城乡基本公共卫生服务均等化。刘兴柱、石俊壮等人(1999)对村卫生室的研究发现:改革开放前,村卫生室基本上是公立的,属于村集体所有。改革开放后,情况发生变化,公立卫生室所占比重明显下降,而个体卫生室的比重呈现增加趋势。朱玲(2000)认为导致现阶段农村居民健康状况恶化并且农村卫生服务事业停滞的原因,主要包括以下几个方面:①政府公共卫生支出比例下降;②治理、监督医疗市场的力度较小;③村卫生室私有化比例过高;④农村三级预防保健体系逐步被削弱。

6.3 本章小结

本章采用随机截距逻辑回归模型,实证分析了 1997—2006 年卫生服务可及性对农村居民健康的影响。

若以一致性作为标准,研究发现:若因变量为四周患病,在控制个体特征的因素下,需方可及性变量对健康有显著影响,家庭人均收入越高,个体健康状况越好,拥有医疗保险的个体的健康水平要差于未拥有者,而供方可及性变量只有医疗服务价格有显著影响,价格越高,患病几率越大,而是否提供药品、去卫生机构的时间、看病等待时间却未表现显著作用;若因变量为自我评估健康,在控制个体特征的因素下,需方可及性变量中只有家庭人均收入表现出显著性,而供方可及性变量表现不显著。

若比较需方、供方可及性作用程度大小,需方的影响力度相对较大;

若从时间的动态变化来看,组内相关系数呈现下降的趋势,说明家庭对健康的影响在削弱。四周患病模型中看病等待时间由原来的显著变为不显著,主观自评模型提供所需药品、去卫生机构时间由原来的显著变为不显著,这说明供方在一定程度上有改进,但需方存在着个人障碍,降低了卫生服务利用。

7 农村居民的
患病行为分析

卫生服务领域作为公益性领域,其公平性备受关注。但随着社会经济的发展,居民之间收入差距增大、地区差异进一步扩张,卫生服务的公平性面临严峻的挑战(刘相瑜,2011)。研究卫生服务公平性是为了实现人群健康平等性的目标,而要确保健康平等性,就必须做到卫生服务利用公平性。卫生资源配置公平性是实现卫生服务利用公平性的前提条件,而要保证卫生服务利用公平性,就必须使得不同收入人群能够根据自身的卫生服务需要,获得公平的卫生服务,这体现在卫生服务筹资性角度。

卫生服务公平性体现在卫生筹资公平、卫生资源配置公平、卫生服务利用公平三个方面。患病农村居民是健康脆弱群体,这一群体的患病行为能够体现需方、供方可及性状况,反映农村居民的医疗服务需求,在一定程度上可揭示当前卫生服务公平性问题。

本章首先对国外患病行为基本理论进行介绍和评述,然后根据安德森(Anderson)的患病行为模型从卫生服务公平性理论角度分析患病农民的筹资公平性、卫生资源配置公平性和卫生服务利用公平性。由于未能获得CHNS 县、乡、村三级医疗服务体系的卫生资源配置数据,因此无法对卫生资源配置公平性进行分析。

7.1 基本理论

关于患病行为(Illness Behavior)的研究已经有 60 多年的历史。近年来,有关患病行为的讨论愈来愈多,这主要是由于病人医疗保健知识的增加、权利的觉醒以及卫生服务递送系统的变化。米茨尼克和福尔卡特(Mechanic,Volkart,1961)从微观社会学的角度出发,认为患病行为是指个体意识到疼痛、不舒服或者其他功能性障碍,对症状感知、评价和采取行动的方式。之后的对于患病行为的研究视野逐步扩大,比如多纳伯迪安和罗森菲尔德(Donabedian,Rosenfeld,1961)、奥斯(Oths,1994)、萨奇曼(Suchman,1965)、佩斯科索利多(Pescosolido,1992)分别从经济学角度、地理学、社会心理学、社会网络角度进行分析。Mechanic(1995) 从社会心理学的角度出发进行论述,他认为患病行为是患病个体监视疾病的动态发展,确定和解释疾病的症状,并采用各种正式和非正式的社会资源,确定治疗方案,采取补救措施。他认为个体是否采取医疗服务主要由以下方面决定:①疾病症状的可见性及自我意识；②疾病表现的严重程度；③疾病对生活、工作和其他活动的影响程度；④症状发生次数的持续情况；⑤对疾病的忍耐度；⑥能得到的信息、知识的多少；⑦造成拒绝的基本需要；⑧其他与患病相冲突的需要；⑨当病情得到确认后，其他人是否能够对病情进行说明；⑩医疗资源的可及性、患病行为造成的心理压力和费用支出。

此外，米坎尼克（Mechanic）指出以上的标准在他人定义和自我定义这两个不同的水平上起作用。他人定义是指由其他人对患者的疾病的认识和判断，自我定义是指患者本人对疾病的认识和判断。米茨尼克（Mechanic）的理论提供了很好的患病行为决策过程的研究思路。关于患病行为的研究，学术界开展了广泛的讨论和规范的研究。麦金利（McKinlay，1972）对患病行为的理论进行评述，并利用分类学的方法把患病行为划分为社会学、经济学、地理学、人口学、社会网络等几个视角。本书采用麦金利（McKinlay）的方法，对患病行为的理论进行分类探讨。

7.1.1　社会学视角

帕森斯（Parsons，1951）从社会心理的角度构建患病行为理论。他认为疾病扰乱了病人正常生活的功能，使个体行为出现偏差。疾病不是一种生物或心理状态，也不是一种非结构化活动，而是一种社会角色，这种角色赋予医患双方责任和业务。在这种角色当中，疾病超出患者的控制，病人无须对自己的疾病负责，医生有义务使病人重新回到健康的状态，所以病人必须寻求技术上帮助并且配合医生的工作。帕森斯（Parsons）之后的学者对疾病角色的理论展开批评，主要集中在两个方面：一是对患病行为有偏的假设且过于单一、固定，二是没有说明模型中患病行为的变化。因此在之后的学者模型中试图避免这个问题，比如陶多（Twaddle，1973）用疾病生涯代替疾病角色，疾病生涯描述患病行为的变化过程。患者必须适应疾病给他带来的影响，这种适应来自于文化、社会、制度生物医学等因素的交互作用。

标签理论是社会角色理论的另一个流派。标签理论假设：基于不同的文化理念，个体面对社会事件时会用不同的视角去评价这种行为的变化。不同的地位给予不同的标签，这种标签是积极还是消极取决于社会文化的背景。在标签理论中，医生对疾病的诊断和预测也与社会、文化、生物医学背景紧密相关。标签理论由于缺乏综合性解释，忽视行为偏差，而招致广泛批评。

萨奇曼（Suchman）模型在微观社会学中具有重要地位。他假设医患关系双方的行为存在变化,并阐述了非持续的治疗、延迟治疗和中断治疗的概念。萨奇曼(Suchman,1965)将看病事件划分为五个阶段:①症状的经历阶段,身体、情感、认知构成了病人早期对疾病的认识;②对疾病角色的假设阶段,潜在的病人通过自我护理、转诊网络等方式减轻疾病症状并验证自己对疾病的判断;③就医阶段,病人决心求医,而不是躺在家里自我治疗。病人追求疾病角色的合法性并开始疾病的治疗;④依靠病人角色的阶段,医生作为患者的代理人,对病人的治疗进行决策;⑤康复阶段,病人放弃疾病角色,恢复正常功能。

安德森(Andersen,1975)在萨奇曼(Suchman)模型的基础上进行改进,加入了制度和结构的影响,并提出个体寻求卫生服务的患病行为理论,该理论认为预置、能力和需要是影响就医的重要个体因素(见图8.1)。预置因素(Predisposing)包括人口学、社会结构参数和对医疗保健的认知、理念。人口学因素包括年龄、性别、婚姻状况和以往疾病状况,这些变量从个体的生理需要出发,说明寻求医疗服务的可能性。社会结构因素决定个体的社会地位,个体处理问题和配置资源的能力。健康信仰主要指人们对健康和卫生服务的态度、价值和知识。它是解释社会结构如何影响个体能动资源、认知需要和卫生服务的使用的重要途径。能力因素(Enabling)主要指家庭和社区有变量,家庭变量包括收入、医疗保险、资源可及性(去医疗机构的时间和等待时间),社区变量包括人均医疗服务人数和医疗设施的比例;需要因素主要指个体对疾病的认知和评价,即个体对身体症状、疼痛的认知,判断是否足够重要需去寻求医生帮助。当个体存在健康需要(Need)时,预置和能力因素成为是否就医的关键条件。个体因素、社会因素和卫生服务系统因素三者共同作用影响卫生服务利用,卫生服务利用水平体现患病行为的结果(见图8.2)。卫生服务利用水平可以从卫生服务类型、目的和单位分析三个角度来分析。卫生服务类型包括医院、内科医生、牙医和药品的类型,卫生服务就诊途径主要是指个体选择哪一个级别的医疗服务,是初级医疗、二级医疗、三级医疗还是临终关怀①。安德森(Andersen,2005)比较预置因素、能力因素和需要因素对就诊率、住院率、去看牙科医生的比例的差异,发现需要因素的贡献因子最大,其次是能力因素中的收入因素。

---

① 初级医疗主要指预防免疫体系;二级医疗主要指一般疾病的治疗;三级医疗主要指不治之症的治疗;临终关怀主要指生命晚期病人缓解心理、身体的痛苦的治疗。

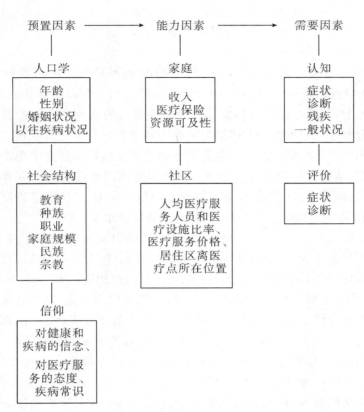

图 8.1　卫生服务利用的个体影响因素

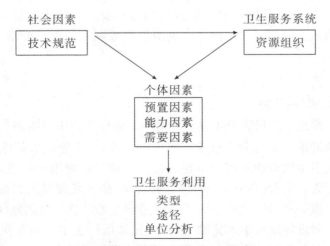

图 8.2　卫生服务利用的分析框架

7.1.2 经济学视角

很多学者认为影响医疗服务利用的主要因素为经济可及性。法尔（Farr，1843）认为经济因素是影响健康的重要因素。在经济学的视角中，患病行为与财富、医疗保障体制交互作用。患病行为的经济学理论假设是否寻求医疗服务主要取决于个体的支付能力和是否存在第三方支付。医疗保障体制影响个体的就医行为。除美国外的很多发达国家建立了免费的医疗保障体制，居民无须考虑支付能力。很多欠发达国家没有建立完善的医疗保障体系，医疗服务的提供主要依靠诊所和私人医生，政治上是否高度重视和是否有国外援助决定了其诊所的医疗服务提供水平。

关于收入对患病行为的影响的结论主要是以发达国家为例，并不代表在发展中国家也成立。卡杜深（Kadushin，1967）分析大不列颠地区收入与是否寻求医疗服务并不相关，而美国的情况正好与此相反。麦金利（McKinlay，1972）认为卫生服务利用类型通常随着收入的变化而变化，比如低收入群体使用诊所和急诊室居多，而高收入群体的医疗服务主要来自于私人医生。

西奥多（Theodore，1968）提供了构成医疗服务需求的四个阶段：①身体产生疾病；②感知到这种需要；③愿意通过购买医疗服务来满足需要；④将自己的需要转化为对医疗服务的实际需求。

很显然西奥多（Theodore）忽略了非经济、文化、社会范式和社会网络的作用。关于经济因素是影响患病行为的主要因素的假设饱受批评，很多学者认为社会因素、文化因素和经济因素同等重要。支付并不是决定患病行为的唯一因素。经济因素是间接影响卫生服务利用的干预变量，但它不是唯一变量。

7.1.3 地理学视角

地理学视角把居民去卫生服务机构的距离作为影响卫生服务利用的主要因素。该理论假设与卫生服务机构的距离越远，该居民去就医的可能性会越低。去卫生机构的距离和所在居住地的位置影响当地的发病率、死亡率和患病行为。奥斯（Oths，1994）以秘鲁为例，研究发现居民离诊所的距离是影响卫生服务利用的重要变量，特别是在经济收入比较低的地区。

很多学者批评地理学理论缺乏深度，比如居民去卫生服务机构的距离是影响卫生服务利用的因素之一，但并不是主要因素。在 GIS 地理信息系统和高速计算机技术的协助下,研究患病行为的地理变量和其他协变量是非常有价值的。现代化的技术方法缺乏定量研究,而 GIS 系统使用结构量化的面板数据集恰好弥补了方法论的缺陷,并且满足现代化研究中的复杂性和灵活性的特征。地理学理论认为便捷、均匀和廉价的交通条件的作用是有限的,只有在交通不便捷的地区,才能够显示出地理因素的重要性。地理学理论缺乏宏观的全球和国家视角。它既没有考虑卫生服务机构,也没有考虑个体。因此,地理学视角没有足够的解释力。

7.1.4 社会人口视角

科克勒姆(Cockerham,2000)指出以往关于患病行为的研究都涉及了社会人口变量。这些典型的人口变量包括年龄、性别、教育、社会经济变量、种族、宗教和婚姻状况。这里只讨论前五个因素。

年龄:由于老年人的发病率和死亡率较高,因此这一群体的医疗服务需求较高。科克勒姆(Cockerham,2000)通过调查发现不同年龄段的群体所患的疾病类型存在差异。年轻人主要是由于事故和传染性疾病去就医。18 ~ 45 岁的群体主要是由于生育问题、事故、压力、心理疾病和 AIDS 疾病去就医,而老年人主要是由于慢性病和衰弱类疾病(高血压、冠心病、中风、糖尿病)去就医。卡尔文和范恩(Calvin and Fan,1975)发现年龄、社会保险和残疾使医疗服务利用率增加。科克勒姆(Cockerham,1997)指出年龄会使卫生服务需要发生变化,但年龄不是影响卫生服务利用的唯一因素。

性别:20 世纪初,世界上大多数国家分性别死亡率差异很小。但之后女性的期望寿命上升速度快于男性。迪安(Dean,1989)认为这缘于两性的患病行为差异,女性倾向利用更多的医疗服务,实行更好的预防保健,然而女性的患病行为并没有转化为较低的发病率,实际上女性的发病率要高于男性。在美国,每年女性人均门诊人次数为 6.5 次,而男性为 5.5 次。卫生服务利用的性别差异随年龄而改变,比如男性中儿童阶段的卫生服务利用率很高,但 18 ~ 45 周岁的利用率下降,45 周岁之后利用率逐步升高;女性中儿童阶段的卫生服务利用率很低,这主要是由于女孩抵抗疾病的能力较强,而生育年龄阶段的女性的卫生服务利用率最高,35 ~ 50 周岁又短暂地下降,50 周岁之后又稳步上升,远远超过男性。性别和年龄的交互作用影响着医疗服务。

教育:库特纳(Kutner,1956)认为教育能够使个体获得更多的医疗保健知识,增加自我保健的利用效率,降低卫生服务利用。除此之外,豪格和拉文（Haug，Lavin，1981）认为教育水平高的群体对卫生服务提供者容易产生不信任，他们有能力选择是否利用医疗服务。而且相对于教育水平低者，受过良好教育水平高的群体一般居住在环境更好的街区，减少环境带来的危害。教育与社会背景相互作用，影响患病行为。

社会经济地位：一般来说，富人的医疗保健及生活方式的选择方面都优于穷人。医疗保险能够增加卫生服务的利用。帕森斯（Parsons，1951）认为对于穷人来说，贫穷使他们减少了医疗服务的利用，但是近年来社会健康保健项目的实施使穷人的卫生服务利用率增加。相比中产阶级，目前穷人更愿意以及更有信心利用卫生服务。

种族：卫生服务利用与种族有关。萨奇曼（Suchman，1965）早期的研究揭示了印第安人、爱尔兰人、犹太人的卫生服务利用差异。疾病的社会构成是人们认知疾病的基础，而疾病的社会构成又与种族有关。达顿（Dutton，1978）通过研究发现：1970年以前，美裔黑人利用的医疗服务要比白人少，而1970年以后，美裔黑人就医理念有所改变，越来越多的人尊重医生，认可医疗服务，利用医疗服务量逐步增加，因此导致美裔黑人和白人的差距缩小。与其他种族的人相比，美裔拉丁美洲人教育水平更低，但他们拥有更健康的生活方式，疾病治疗主要依赖民间医生，平时较多采用中草药疗法和自我治疗，这些因素导致拉丁美洲人正规医疗机构的利用量较少（Angel，1996）。

人口学的疾病行为研究方法归根结底属于宏观社会学的方法。通过调查数据建立数学模型，在建立模型时要考虑变量之间存在交互作用，比如年龄和性别、收入和教育、保险和收入、文化态度和收入、教育和性别相互交互。这些复杂的交互作用使人口模型复杂化。人口学方法缺少个体经验的解释说明，比如它没有回答患者如何认知疾病以及面对同样的疾病时患者不同的就医行为。

7.1.5 社会网络视角

科克汉姆（Cockerham，2000）将社会网络定义为由于相同的价值观、态度、抱负而把一个人同其亲戚、邻居和朋友等社会性地联系起来的方式。社会网络理论介于微观和宏观社会学之间，它在某种程度上替代个体社会心理模型和宏观的人口学模型。很多学者讨论社会网络对患病行为的影响。在一个健康信仰的模型中，对治疗处方的遵从度与社会信念和医疗服务提供的社会环境有关。贝克尔和米南（Becker，Mainan，1975）、伯克曼和塞姆（Berkman，Syme，1979）提出连通到社交网络可以有效地改善社会方式和增强预防保健服务。阿达伊（Aday,1980）认为家庭成员对卫生服务的观念和态度是影响卫生服务寻求的一个重要因素。

社会网络服务提供了在准病人社会与医疗专业技术社会在疗效、可及性与医疗服务满意度的沟通环节。里维（Levy,1983）建立社会网络的影响机制：

（1）直接由家庭成员和同事调节；

（2）通过社会化过程传递信仰；

（3）通过行为和口头上的激励、示例，加强健康或不健康的行为；

（4）减少社会支持或增加社会障碍护理

Pescosolido（1992）认为社会网络介于微观社会学和宏观社会学之间，构成一个复杂的理论和方法交织体系。面对疾病时，人们可以广泛选择是否利用卫生保健服务，他们一般会通过社会网络来帮助他们做出决定，社会网络相当于病人的治疗管理组织。治疗管理组织调节卫生服务可及性、卫生服务满意度和治疗的成功性。根据佩斯科索利多（Pescosolido）的理论，社会网络提供了一个嵌套在个体和宏观社会之间的影响途径。社会组织策略体现社会学的基本原则和人类行为的社会建构。社会网络在解释患病行为方面有一定的独特优势。社会网络理论聚焦单一系列的行为影响，但它忽略了行为的复杂性和各个水平影响的交互作用。佩斯科索利多（Pescosolido）的策略是向正确的方向迈出了一步，但缺乏对复杂系统的总体影响行为的分析。

2000 年之前大多数患病行为的研究采用的是定量方法，之后有学者采用定性方法提出新的问题。各个视角的理论从不同侧面展示和描绘了影响患病行为的机制。若采用混合方法分析，建立一个全面的分层线性模型，模型变量包括个体、社会和制度各个方面。

相较于国外，国内对患病行为的研究处于起步阶段，研究的资料较少。周曾同等（1994）、王平等（1997）、修燕（2003）分析了影响患者患病行为的因素。安建民（1995）对群体患病行为的实际过程进行了分析。李智英（2010）利用国家卫生服务调查资料分析了影响居民求医行为的因素，张春汉（2005）利用中部地区一个农村社区的调查资料主要从治疗方式、就诊时机、购药地点、看病路线、就诊机构、医生类型等几方面来反映患病行为。从以上分析可以看出，目前的研究缺乏对全国农村居民的患病行为的纵向分析。

7.2　实证分析

依据 CHNS 调查问卷,本书从治疗方式、就诊率、首诊机构、住院率、医疗费用、家庭筹资几个角度综合分析农村居民的患病行为。由安德森(Andersen)、米坎尼克(Mechanic)的患病行为理论,疾病严重程度是影响患病农村居民患病行为的最重要因素。在其他影响因素中,选取收入因素,因此本书以收入和疾病严重程度的视角研究患病农村居民的患病行为。在分析的过程中,利用卫生服务公平性理论分析当前农村居民的筹资和利用状况

7.2.1　治疗方式

问卷中询问:当你感到不舒服时,你怎么做的? 答案包括:自我治疗、找当地卫生员、去看医生(诊所、医院)、不理会、不知道。删除选择"不知道"的个体,将"找当地卫生员"、"去看医生"合并为"求医",考察 1997—2006 年生病农村居民的治疗方式。由于治疗方式主要取决于疾病的严重程度和家庭的人均收入水平,所以按疾病严重程度和收入水平分类。删除收入缺失项,1997—2006 年四周患病样本的数量分别为 490 人、548 人、1158 人、1667 人,若将收入分成五等分,则每份样本数量较少,影响结果的真实性。因此将收入分成三等分,分析低收入、中收入、高收入三组的治疗方式(见表 7.1)。

疾病严重程度不论怎样,各年份"求医"的比例最大,其次是"自我治疗",最低是"不理会"。这符合常理,大部分人身体不舒服时,都会"求医",对于一些常见病如感冒、高血压、胃肠类疾病可以"自我治疗",而"不理会"的原因或是疾病过轻没有引起足够的重视,或是疾病过重无法医治,或是收入水平较低没有能力医治。

如果不考虑收入,比较各种疾病严重程度下治疗方式的变化,则会发现:随着疾病严重程度增加,1997 年"自我治疗"的比例下降,"求医"的比例先上升后下降,"不理会"的比例增加;2000 年"自我治疗"的比例先下降后上升,"求医"的比例先上升后下降,"不理会"的比例先下降后上升。2004年、2006 年,"自我治疗"和"不理会"的比例下降,"求医"的比例增加。

卫生服务利用受到多种因素影响,从公平角度出发,卫生服务利用应以需要为依据,"按需分配"。1997 年、2000 年,随着疾病严重程度的增加,卫

表 7.1　　不同疾病严重程度下选择不同治疗方式的治疗比例

单位：%

疾病严重程度	1997年			2000年			2004年			2006年		
	自我治疗	求医	不理会	自我治疗	求医	不理会	自我治疗	求医	不理会	自我治疗	求医	不理会
不严重	19.91	74.78	5.31	18.66	71.64	9.70	33.26	52.48	14.26	34.06	50.94	15.00
低收入	24.00	69.33	6.67	19.10	73.03	7.87	27.27	57.14	15.58	27.95	56.77	15.28
中收入	18.67	76.00	5.33	15.29	75.82	8.89	26.94	60.62	12.44	28.38	58.52	13.10
高收入	23.68	71.05	5.26	20.65	71.20	8.15	35.90	54.49	9.62	45.92	41.48	12.59
一般	13.27	81.12	5.61	14.42	78.14	7.44	22.78	64.01	13.20	31.14	60.42	8.44
低收入	18.46	69.38	12.15	12.68	77.42	9.86	21.74	59.24	19.02	28.62	61.71	9.67
中收入	18.46	70.85	10.69	12.68	80.28	7.04	22.83	65.22	11.96	27.88	62.83	9.29
高收入	19.64	77.27	3.09	17.81	76.71	5.48	23.78	67.57	8.65	36.94	56.72	6.34
严重	10.29	77.94	11.77	16.92	72.31	10.77	12.68	83.80	3.52	15.22	78.80	5.98
低收入	9.09	63.64	27.27	16.29	69.43	14.29	16.64	74.98	8.38	20.97	75.81	3.23
中收入	14.55	70.91	14.55	14.52	71.43	14.05	14.89	82.98	2.13	16.13	79.03	4.84
高收入	16.67	75.00	8.33	14.09	79.91	6.00	12.50	85.42	2.08	8.33	89.67	2.00

生服务需要的程度随之增加,但"求医"的比例并没有一直增加,而 2004 年、2006 年却明显增加,这说明 2004 年、2006 年卫生服务利用程度增加,卫生服务利用体现垂直公平性。1997—2006 年变化差异可能是由于 1997 年、2003 年大部分农村居民缺乏医疗保障,患病后大多需要自己支付全部医疗费用,一般来说,患病越严重,支付的费用就会越高,"求医"的可能性就越低。2003 年新型农村合作医疗制度开始推行,新型农村合作医疗是由政府组织,以大病统筹为主的医疗互助共济制度,旨在解决农村居民因病致贫、因病返贫问题。对于患病严重的农民,可以通过住院等形式进行报销。有新型农村合作医疗作支撑,农村居民看病有了医疗保障,疾病严重程度增加时,看病的积极性也随之增加。

如果考虑收入的情况,比较在相同疾病严重程度下,不同收入水平下的治疗方式的差异。1997 年,疾病不严重时,随着收入等级增加,"自我治疗"的比例先下降后上升,"求医"的比例先上升后下降,"不理会"的比例下降;疾病一般时,"自我治疗"先不变后下降,"求医"逐步上升,"不理会"的比例下降;疾病比较严重时,"自我治疗"的比例逐步上升,"求医"的比例逐渐上升,"不理会"的比例逐步下降。2000 年,当疾病不严重时,随着收入等级增加,"自我治疗"和"求医"的比例变化趋势与 1997 年相同,"不理会"比例先上升后下降;当疾病一般时,高收入"自我治疗"的比例最大,中收入"求医"比例最大,高收入"不理会"比例最低;当疾病比较严重时,低收入"自我治疗"的比例最高,高收入"求医"的比例最高,"不理会"的比例最低。2004 年,当疾病不严重时,随着收入等级的增加,"自我治疗"的比例先下降后上升,"求医"的比例先增加后下降,"不理会"的比例下降;当疾病一般时,随着收入等级增加,"自我治疗"比例略有上升,"求医"的比例明显上升,"不理会"的比例下降;当疾病严重时,"自我治疗"的比例逐步下降,"求医"的比例上升,"不理会"的比例下降。2006 年,当疾病不严重时,"自我治疗"比例上升,"求医"和"不理会"的比例与 2004 年趋势相同,均下降;当疾病程度一般时,高收入"自我治疗"比例最高,"求医"的比例中等收入最高,"不理会"的比例下降;当疾病严重时,低收入"自我治疗"的比例最高,高收入"求医"的比例最高,"不理会"的比例最低。

从以上分析可以看出,当疾病不严重时,中收入的"求医"比例最高,高收入的"自我治疗"比例最高。健康知识增强、时间价值观念改变使更多的农村居民采取自我治疗。随着生活水平和受教育程度的提高,更多的农村居民关注健康知识的获得与疾病防治的方法,对一些常见病和多发病,许多农村居民具备了一定的自我治疗能力。在考虑是否进行治疗和采用何种方式进行治疗时,一部分居民会根据自身所患疾病的严重程度做出权衡。虽然一些常见病采取到药店买药或者其他替代疗法是可行的,但同时也存在着风险,比如滥用药物、耽误治疗等。低收入群体由于受到经济能力的限制,"求医"比例不高,而中收入群体处于中间阶层,其"求医"比例最高;当疾病一般时,高收入的"自我治疗"比例最高,中收入"求医"比例普遍较高,低收入"不理会"的比例最高;当疾病严重时,低收入的"自我治疗"的比例最高,"求医"比例最低,"不理会"的比例最高,这符合常理,"小病拖、大病扛、重病等着见阎王",重病是对农村居民最严重的打击,特别是对低收入者。从卫生服务利用公平性的角度来观察,面临"疾病严重"的情形,不同收入阶层的"求医"比例存在差异,低收入"求医"比例要低于中、高收入群体,卫生服务利用没有体现水平公平性。四年在"求医"变化上表现相似,新型农村合作医疗制度实施虽然在一定程度上减轻了农村居民的疾病压力,但由于起付线、共付比等因素,农村富人收益更多,是劫贫济富(高梦涛,2005)。

若纵向比较不同年份下的疾病严重程度相同时的治疗方式,则发现:当疾病不严重时,2004年、2006年与1997年、2000年相比,"自我治疗"的比例明显增加,"求医"的比例明显下降,"不理会"的比例明显上升,这主要是由于近年来生活水平的提高、健康教育的普及,一部分农村居民对一些常见病和慢性病已经能够自我处理,而随着对这些疾病了解程度的加深,"不理会"的比例也在逐步增加。当疾病一般时,"自我治疗"的比例明显增加,"求医"的比例明显下降。当疾病严重时,2004年、2006年的"求医"比例要高于1997年、2000年,"不理会"比例下降,这有可能是新型农村合作医疗制度的实施增加了农村居民就医的可及性。

综上所述,可以得到以下结论:

(1)不论疾病严重程度如何,各年份"求医"的比例最大,其次是"自我治疗",最低是"不理会"。

(2)在相同疾病严重程度时,考虑不同收入群体治疗方式的差异。疾病不严重时,高收入的"自我治疗"比例最高,中收入的"求医"比例最高;疾病一般时,高收入的"自我治疗"比例最高,中收入"求医"比例普遍较高,低收入"不理会"的比例最高;当疾病严重时,低收入的"自我治疗"的比例最高,"求医"比例最低,"不理会"的比例最高。收入仍是影响治疗方式的重要因素。

(3)1997—2006年,当疾病不严重和一般时,"自我治疗"比例总体上呈现上升趋势,"求医"比例逐步下降,"不理会"所占比例呈现上升趋势。当疾病严重时,并未呈现一致的变化趋势。

7.2.2 就诊率及住院率

7.2.2.1 定义

就诊率指一定时期内居民因病或身体不适到医疗机构①就诊的人次数与调查人口数之比。国际上通常使用两周就诊率,因为时间短,便于患者回忆。使用该指标,以便国家间和地区间进行比较。

未就诊比例是指一定时期内未去医疗机构就诊的例数与患病总例数的比,一般用百分数表示。

住院率指一定时期内住院人次数与调查人口数之比。在实际的调查中,通常使用年住院率。由于 CHNS 问卷的设计均是以四周为时间段,所以本书采用四周就诊率、四周住院率、四周未就诊比例。

7.2.2.2 就诊率及收入别差异

（1）就诊率

1997 年就诊率仅为 45.94‰,2000 年略有下降,2004 年剧增至 122.26‰,2005 年为 120.95‰。从数据来看,2004 年、2006 年的患病人数明显增加,就诊人数也相对增加,但调查总人数明显减少,因此相除后结果明显增加。1998 年、2003 年、2008 年国家卫生服务调查获得的两周就诊率分别为 165‰、139‰、152‰。

1997 年未就诊比例为 35.76%,2000 年上升到 39%,2004 年猛增到 53.46%,2006 年下降到 52.09%。1997—2006 年,未就诊比例上升为 17.33%。1998 年、2003 年、2008 年国家卫生服务调查的未就诊比例分别为 33.2%、45.8%、37.8%。CHNS 与国家卫生服务调查显示的未就诊比率变化趋势总体上相似。国家卫生服务调查结果显示:未就诊的主要原因为自感病轻,占 37.6%,其次为经济困难和就诊太贵（合称"经济原因"）,两者占 24.9%。国家卫生服务调查按经济发展水平将农村分为四类,经济水平越

---

① 医疗机构包括:第一,综合医院、中医医院、中西医结合医院、民族医院、专科医院、康复医院;第二,妇幼保健院;第三,中心卫生院、乡（镇）卫生院、街道卫生院;第四,疗养院;第五,综合门诊部、专科门诊部、中医门诊部、中西医结合门诊部、民族门诊部;第六,诊所、中医诊所、民族医诊所、卫生所、医务室、卫生保健所、卫生站;第七,村卫生室（所）;第八,急救中心、急救站;第九,临床检验中心;第十,专科疾病防治院、专科疾病防治所、专科疾病防治站;第十一,护理院、护理站;第十二,其他诊疗机构。

高的农村,因经济原因未就诊比例越低。CHNS 在问卷中并未做原因调查,但两次调查未就诊的原因应该差异不大。

（2）收入别差异

若比较不同收入组的就诊率可以发现:随着收入的上升,1997 年就诊率先上升后下降,2000 年就诊率呈现下降趋势,2004 年就诊率先下降后上升,2006 年就诊率逐步下降。四年来,虽未呈现一致的变化趋势,但就诊率最高的组别主要为较低组和最低组,也就是说收入低的群体就诊率相对较高。高收入组的就诊率普遍偏低,一方面可能是由于患病人群当中,高收入人口较少,因此就诊人口较少;另一方面也许是由于高收入群体掌握一定的健康保健知识,对于感冒、高血压等常见病和慢性病主要通过自我治疗的方式来进行。

7.2.2.3　住院率

1997 年四周住院率为 5.40‰,2000 年下降到 3.61‰,2004 年开始上升到 6.51‰,2006 年升至 9.89‰。总体上,四周住院率保持上升趋势。1998年、2003 年、2008 年国家卫生服务调查的年住院率分别为 31‰、34‰、68‰。快速增长的住院率,可能和三个方面的原因有关:一是老龄化速度加快,老年人口数量迅速增加带来老年人住院人数迅速增加;二是疾病谱发生变化,近年来生活水平的提高使慢性病等非传染性疾病的患病率居于主导地位,这些病容易反复,治疗周期长,住院率上升;三是新型农村合作医疗的实施,新型农村合作医疗以保“大病”为主,而“大病”和“小病”的划分标准为“是否住院”,如果住院,可以享受一定比例的报销优惠,这在一定程度上激活并释放了农民的卫生服务需求,住院率随之增加。

表 7.2　　　　　　1997—2006 年就诊率、未就诊比例及住院率

卫生服务利用指标	1997	2000	2004	2006
就诊率(‰)	45.94	43.10	122.26	120.95
最低组	40.47	54.21	157.53	163.45
较低组	51.71	50.59	121.58	144.19
中等组	50.21	39.24	109.59	105.66
较高组	46.83	38.24	108.73	105.56
最高组	40.47	33.20	113.87	85.81

表7.2(续)

卫生服务利用指标	1997	2000	2004	2006
未就诊比例(%)	35.76	39.00	53.46	52.09
住院率(‰)	5.40	3.61	6.51	8.89

7.2.3 首诊医疗机构及收入别差异

7.2.3.1 首诊医疗机构

安建民(1995)将群体的就医行程归纳为三种模式：

模式1:被动就医型 特征:发病→初级医疗机构就诊→由下而上,逐级转诊;

模式2:病情引导型 特征:发病→根据病情选择医疗机构→一次性到达;

模式3:自我保健型 特征:无病或小病→保健型检查欲望→逐级或一次到位。

CHNS问卷中询问"您首先选择在哪个医院看病?"共有16个选择答案,被调查者选择首诊医疗机构,由于选项较多,本书对答案进行合并,将"村诊所"、"私人诊所"、"单位诊所"和"其他诊所"合并为"诊所",将"乡计卫生服务机构"与"乡医院"合并为"乡级医院",将"县妇幼保健院"与"县医院"合并为"县级医院",将"市妇幼保健院"与"市医院"合并为"市级医院",将"职工医院"与"其他医院"合并为"其他"。由于2004年、2006年CHNS只调查了首诊医疗机构,对后续的医疗机构并未做调查,因此无法确定患病群体的患病行为路线。

从表7.3可以看出,绝大多数生病人群的首诊医疗机构为"诊所",1997年"首选诊所"占比例为65.42%,为历年最高,之后三年逐步下降。近年来,农村人口流动的规模和频率明显增加,饮食结构、生活方式、居住环境发生变化,农村多发病已从感冒发烧、腹泻等常见疾病,扩展到慢性疾病,而村级卫生服务发展却未能与时俱进,乡村医生的执业资质缺乏,技术水平相对落后,使得当前的村级卫生服务能力已经不能适应当前农村居民的需求。一些地区的卫生监管部门疏于管理,乡村医生的服务意识、服务态度和服务质量受到农村居民的质疑,这些不利影响阻碍了村级卫生服务的可持续发展。随着村级卫生服务公益性的市场化、商业化和趋利化的渗入,其综合功能的减弱,这种瓶颈问题将愈演愈烈。

　　乡级医院主要以农村居民为服务对象,乡级卫生院与县、市级医院比起来,存在地理和价格方面的优势,卫生服务可及性更强。首先从地理上来说,乡镇卫生院与农村居民的居住地较近,农村居民看病比较方便;另外,乡镇卫生院相对于城市医疗机构而言,医疗费用要低廉得多。1997—2004 年首诊"乡级医院"所占比例在 20% 以上,2006 年下降趋势明显,降低到15.64%。乡级医院处境尴尬,就诊率低,住院率低。联合国儿童基金会对中国农村服务质量和安全性的调查表明:中国农村普遍存在无安全保障和不必要的诊断和治疗。乡级服务效率逐年下降,1985 年乡镇卫生院的床位利用率分别是 46%,到 2000 年下降到 33.1%(原新、刘佳宁,2005)。

　　乡级卫生院"小病不去看,大病看不了"的现象明显。大部分地区乡级医院基础设施和力量薄弱,不能为农村病人提供全面的诊疗服务。乡级医院的尴尬处境迫使一部分患病居民逐渐向两极分化,当疾病不严重时,农村居民愿意选择村诊所或自我治疗,当疾病严重时,农村居民则倾向于选择县级或县级以上医院。2006 年的数据证实了以上的分析,首选诊所治疗的比例为 43.82%,其次为县级医院的 19.30%。乡镇卫生院作为县级医疗机构和村卫生室医疗服务的桥梁,运行不畅将直接关系到三级农村卫生服务体系的作用发挥。(见表 7.3)

表 7.3　　　　　1997—2006 年患病人群首诊医疗机构选择所占比例　　　　单位:%

医疗机构	1997	2000	2004	2006
诊所	65.42	51.56	46.50	43.82
乡级医院	22.68	21.90	21.45	15.64
县级医院	8.65	17.51	21.55	19.30
市级医院	1.31	6.15	6.58	14.96
其他	1.94	2.88	3.92	6.28

　　1997—2006 年首诊"县级医院"所占比例分别为 8.65%、17.51%、17.93%、19.30%,1997—2004 年其值均排在当年的第三位,2006 年上升到第二位。乡村两级的医疗机构普遍存在人力不足、医术不高、设备缺乏的问题,而县级医院作为农村三级卫生服务网的网顶,在人员、医疗技术和设备方面远远超过乡镇卫生院,即使存在乡镇卫生院等其他医疗机构,多数县医院面临的竞争压力微不足道(顾昕、方黎明,2007)。按照传统布局,每个县

通常只有一所公立的县医院,在追求盈利的同时还保持着垄断地位(封进、刘芳、陈沁,2010)。2003 年在部分地区推行新型农村合作医疗制度,对县级医院治疗给予 50% 左右的补偿,这在一定程度上激活并释放了农民的有效需求,刺激了农民就医的积极性,县医院成为农民寻求卫生服务的主要选择之一。

1997 年首选"市级医院"的比例为 1.31% ,2000 年上升到 6.15% ,2004 年下降到 2.72% ,2006 年上升到 14.96% 。大城市"看病难、看病贵"问题突出,受到卫生服务价格和距离的制约,农村居民首选"市级医院"的比例非常低。对于 2006 年较高的数值,本书发现此年患病人数所占比例最高,在患病程度一般和非常严重的人群中,分别有 17.75% 、33.54% 的农村居民选择首诊"市级医院"。这些群体可能拥有较高的收入,患病程度较为严重,再加上不信任县级医院的治疗,因此首选"市级医院"。

7.2.3.2　首诊医疗机构收入别差异

将各年按收入高低排序,分为五等份,分别计算各收入别"诊所"、"乡级医院"、"县级医院"、"市级医院"所占比例。从各年的情况来看看,随着收入组级别的升高,首选"诊所"的比例下降,"县级医院"、"市级医院"的比例基本上呈上升趋势,"乡级医院"变化无明显规律。随着经济承受能力的提高,卫生保健需求的提高和日益多样化,城乡间交通便利,农村居民到城市就医比例增加。

收入最低组在面临较高的疾病风险时,选择医疗机构范围较小,1997 年最低组中仅有 2.78% 的人群去"县级医院"就诊,无人去"市级医院"就诊。2000 年去"县级、市级医院"就诊比例为 16% ,2003 年为 21.19% ,2006 年为 21.79% 。虽然情况有所改善,但和其他组别相比仍有较大的差距。富人比穷人享有更多的财富,保险覆盖率更高,医疗服务需求更高,选择高层级医疗机构的比例也越高。(见表 7.4、表 7.5)

表 7.4　1997 年、2000 年患病人群各收入组首诊医疗机构选择所占比例

单位:%

医疗机构	1997					2000				
	最低组	较低组	中等组	较高组	最高组	最低组	较低组	中等组	较高组	最高组
诊所	64.81	70.29	65.22	63.00	61.44	62.10	60.04	59.84	37.50	37.24
乡级医院	31.48	17.39	20.60	19.00	18.52	21.90	20.37	20.11	20.31	21.62

表7.4(续)

医疗机构	1997					2000				
	最低组	较低组	中等组	较高组	最高组	最低组	较低组	中等组	较高组	最高组
县级医院	2.78	9.42	11.19	12.20	12.41	11.43	13.27	14.47	25.00	28.38
市级医院	0.00	1.45	2.24	2.60	3.93	4.57	3.22	4.26	9.38	11.41
其他	0.93	1.44	0.75	3.20	3.70	0.00	3.10	1.32	7.81	1.35

表 7.5 2004 年、2006 年患病人群各收入组首诊医疗机构选择所占比例

单位:%

医疗机构	2004 年					2006 年				
	最低组	较低组	中等组	较高组	最高组	最低组	较低组	中等组	较高组	最高组
诊所	56.52	47.18	45.06	44.87	44.36	54.29	51.83	42.54	40.88	38.46
乡级医院	19.57	21.83	21.44	25.20	16.54	20.36	15.38	13.26	14.91	12.93
县级医院	17.93	18.31	23.44	18.88	28.57	12.50	15.36	19.33	19.91	23.29
市级医院	3.26	11.97	5.47	7.09	6.02	9.29	10.93	16.02	18.89	19.81
其他	2.72	0.61	4.59	3.15	4.51	3.56	6.50	8.85	5.41	5.51

7.2.4 医疗服务费用

对医疗服务费用的分析,国家卫生服务调查是从次均门诊医疗服务费用、次均住院费用两个方面分析。由于 CHNS 问卷中并未询问就诊次数,所以不能计算次均费用。

人均医疗服务费用是衡量医疗费用的另一个重要指标,它等于某国家或地区的医疗服务费用除以该地区的人口数。该指标扣除了人口数量因素对医疗服务费用的影响,常用于衡量一个国家或地区的卫生资源水平。一般来说,经济发展水平较高的国家或地区,人均医疗费用也相对较高;医疗保障水平较高的国家或地区通过人均卫生费用水平也反映一个国家或地区享有卫生服务的公平性。

患病群体的人均医疗服务费用能够反映出患病群体对医疗服务的利用,在实际中,并不是每一个患者都能够产生医疗费用,本书旨在考查产生

医疗费用的患病群体近年来的人均医疗费用的变化。

根据 CHNS 问卷，可以获得门诊费用、住院费用、自我治疗费用和额外费用，根据这些指标，可以计算出四周人均门诊、四周人均住院医疗费用、四周人均费用、四周人均自付费用、四周参保人均自付费用。

这里要说明三点：①几年的医疗服务费用调查并不完全相同，2004 年、2006 年涉及的医疗费用包括：自我治疗费用、首诊医疗机构（门诊、住院）费用和额外费用。1997 年、2000 年除包括以上内容，还包括去第二医疗机构费用（门诊、住院）。但由于后者门诊、住院费用可能是两个机构产生的，而前者是一个机构的，所以在进行比较时可能低估 2004 年、2006 年的医疗费用；②在 CHNS 调查中，若保险支付所有费用，则数值记录为 - 888 元。由于缺乏实际医疗消费数值，本书在统计中记为 0，在某种程度上低估了医疗费用。③以上所有费用均以 1996 年为基准进行消费价格指数调整。

1997 年四周人均门诊费用 240.64 元，2000 年有上升，2004 年略有下降，2006 年上升到 472.98 元。1998 年、2003 年、2006 年国家卫生服务调查次均门诊费用值分别为 28 元、57 元、67 元。由于 2004 年、2006 年只计算一个医疗机构门诊费用，可能造成了数值较小。

1997—2006 年人均住院医疗服务费用呈上升趋势，1997—2000 年、2000—2004 年、2004—2006 年年均增长速度分别为 19.71%、15.23%、1.80%。1998 年、2003 年、2006 年卫生服务调查次均住院费用分别为 954 元、1649 元、1925 元，其增长速度分别为 11.56%、3.15%。根据以上的分析，可以判断住院医疗费用增长速度呈现下降趋势。人均住院医疗费用快速上涨必然给农民带来一定的经济压力。

1997—2006 年人均医疗费用先上升，再下降，后上升，这里的人均医疗费用是指没有扣除医疗保险报销的费用。相比于 1997 年，人均医疗费用总体呈上升趋势。顾杏元（1999）提出，近年来农村基本医疗保健服务得不到保障的主要原因不是缺医少药，而是医药费用上涨过快，超出农民支付能力。对于低收入农民，情况可能更严重。樊桦（2001）利用《中国卫生统计年鉴》数据计算出：农村居民医疗支出的增长主要是由医疗服务价格水平上升引起的，医疗服务价格上升对医疗保健支出增长的贡献率为 95.8%，而医疗保健购买量增加的贡献率仅为 4.2%。

通过对调查数据的分析，1997 年、2000 年参保的农村居民以商业保险为主，2004 年、2006 年以新型农村合作医疗为主。参保人自付医疗费用从 1997 年 197.44 元上升到 1629.64 元，之后略微下降，2004 年降到 1529.36

元,2006 年降到 1374.58 元,下降的原因可能是新型农村合作医疗实施后, 可按一定比例报销医疗费用,降低了自付费用。

　　人均自付医疗费用与人均住院费用变化趋势相同,2000 年上升到最大值 669.85 元,之后几年下降再上升,但数值变化不大。将收入排序后,分为五等份,比较四周人均自付医疗费用收入别差异。1997 年,收入较低组四周人均费用最高,中等组紧随其后,收入最低组人均费用最低,最低组与最高组的人均医疗费用相差 246.27 元;2000 年收入最低组、最高组分别排在前两位,收入较高组人均费用最低,最低组与最高组的费用相差 700.72 元; 2004 年、2006 年人均医疗费用排在前两位的是中等组和较高组,排在最后一位的均为最低组,最低组和最高组人均医疗费用分别相差 392.30 元、 1153.59 元。收入对人均费用的影响应该考虑到两种不同情况:①收入越高的人,其健康保健意识越强,治疗疾病的费用应该越多;②收入越低,健康水平越差,其治疗疾病的费用应该越高,但同时也要考虑到低收入群体是否有能力去购买医疗服务。实际情况远比理论更复杂,并未和理论相符,从数据上可以看出:四年中只有 2004 年、2006 年情况基本一致,即中等组和较高组人均自付医疗费用相对较高,收入较低组人均自付医疗费用最低。虽然新型农村合作医疗制度旨在解决农村居民因病致贫、因病返贫问题,但为了保证基金的安全性,新型合作医疗设置了起付线、共付比和封顶线,这在一定程度上抑制了低收入群体的医疗需求,因而对中等组和高等组更有益。

表 7.6　　　　　　1997—2006 年四周人均医疗服务费用　　　　　　单位:元

年份	人均门诊费用	人均住院费用	人均医疗费用	参保人自付医疗费用	人均自付医疗费用
1997 年	240.64	1780.36	365.94	197.44	354.60
2000 年	383.69	3054.31	728.69	1629.64	669.85
2004 年	318.50	5385.44	565.47	1529.36	529.36
2006 年	472.98	5784.26	689.85	1374.58	660.15

表 7.7　　　　　1997—2006 年四周人均自付医疗费用收入别差异　　　　　单位:元

年份	1997	2000	2004	2006
最低组	215.79	1084.67	576.78	417.95
较低组	462.06	574.27	317.89	408.13

表7.7(续)

年份	1997	2000	2004	2006
中等组	442.79	452.88	701.20	1561.72
较高组	290.62	383.98	710.19	483.83
最高组	361.65	853.11	344.68	430.60

7.2.5 家庭卫生筹资贡献率

WHO 在 2000 年《世界卫生组织报告》中利用家庭卫生筹资贡献率 HFC (Household's Financial Contribution, HFC)揭示家庭卫生经济支出的不平等。

HFC = 家庭医疗卫生支出 ÷ 家庭支付能力。计算 HFC 需要多项指标(见 4.4.),CHNS 问卷中并未提供所有指标,本书拟用家庭医疗服务费用代替家庭卫生支出,家庭收入代替家庭支付能力。这种方法算出的值也称家庭医疗负担,它与真实的 HFC 值肯定会存在差距,但在缺乏资料的情况下,也只能采用这样的形式计算 HFC。

改革开放以来,随着经济发展水平的提高,农村居民的家庭收入也在不断提高。同时,随着人口老龄化速度加快、疾病谱的改变、先进技术在卫生领域的应用以及人们对卫生服务需求的增加,医疗服务费用上涨已经成为不争的现实。1997—2006 年 HFC 变化不大,维持在 20% 左右,也就是说,家庭收入中约 20% 的份额用于医疗服务。

若按收入组分析卫生筹资贡献率的差异,可以发现:1997—2006 年,随着收入组级别的上升,HFC 逐步降低。以 1997 年为例,最低组家庭收入的 66.83% 用于医疗卫生服务,较低组只需 15.71%,中等组继续下降到 8.59%,较高组已降为 4.19%,最高组仅为 1.64%。最低组情况堪忧,其收入最低,其健康水平状况最差,其家庭医疗负担最重。之后几年的情况并未好转,最低组的 HFC 值居高不下,2000 年、2004 年的 HFC 的值分别上升到 69.61%、70.43%,2006 年下降到 65.20%,下降幅度较小,其他组别差异并不明显。

另外,从表 7.8 可以看出,相对于其他几年,2006 年各收入组别的 HFC 差距缩小,主要表现在较低组、中等组和较高组之间,可能是新型农村合作医疗实施的效果,带动中等组和较高组的医疗服务需求。

低收入组的 HFC 大于高收入组 HFC,家庭收入越高筹资贡献率越低,表明筹资的垂直公平性有待进一步改善。WHO 在 2000 年《世界卫生报告》中指出,中国卫生系统的筹资公平性在全球 191 个成员国或地区中排名第 188位,位列倒数第 4,仅比缅甸、塞拉利昂等国稍强,中国被认定为世界上"卫生财务"负担最不公平的国家之一。

表7.8　　　1997—2006 年家庭卫生筹资贡献率及收入别差异　　单位:%

年份	1997	2000	2004	2006
卫生筹资贡献率	19.39	19.14	19.25	20.51
最低组	66.83	69.61	70.43	65.20
较低组	15.71	16.16	12.26	13.70
中等组	8.59	13.31	5.63	11.64
较高组	4.19	6.36	5.43	10.64
最高组	1.64	2.98	2.82	1.38

7.3　问题分析

7.3.1　低收入农村居民的卫生服务公平性问题突出

　　农村低收入人口的医疗问题不仅关系到社会公平,而且影响到社会稳定。当疾病严重时,相对于其他收入段的农村居民,低收入的"自我治疗"的比例最高,"不理会"的比例最高,"求医"比例最低。对就诊的农村居民,低收入主要首选医疗机构中"诊所"的比例最高,"县级医院"、"市级医院"的比例较低。

　　在筹资问题上,低收入组的卫生筹资贡献率大于高收入组,低收入组用于医疗支出的比例更大。以上的分析结果显示,低收入人口在卫生服务利用和筹资两方面均表现为劣势,现有的农村卫生服务体系没有表现出良好的公平性。

　　解决低收入人口的健康问题,国际上通常采取两种措施:重点疾病干预和医疗救助。重点疾病干预是针对一个国家或地区的主要疾病进行干预,通过对疾病的筛选和干预达到预防并降低危害的目的。重点干预体现国家健康服务的福利性,它的受益对象为全体成员,贫困人口也包括在其中。医疗救助制度是指通过各级政府拨款、公益金和社会捐助等多渠道筹资,对患大病的贫困农民家庭、农村"五保户"以及其他特殊困难居民给予医疗费用补助的救助制度。

实践已经证明,改善农村低收入人口健康状况最有效的方法就是对其实行医疗救助。2002 年,国务院办公厅发布《关于进一步加强农村卫生工作的决定》,该文件指出:"医疗救助对象主要是农村'五保户'和贫困农民家庭,医疗救助形式可以是对患大病的救助对象给予一定的医疗费用补助,也可以是资助其参加当地合作医疗。"2003 年 11 月,新型农村合作医疗制度和医疗救助制度都以试点的形式在各地推行,并确定救助制度的目标原则、救助对象、救助办法、申请审批程序、基金筹集和管理等内容。2004 年,民政部、财政部发出文件,说明医疗救助实行属地管理原则,主要通过国家、地方财政拨款、彩票公益金、社会捐助等方式进行筹资。各地在自身财政收入情况、需要医疗救助的对象数量基础上制定救助标准,按照"广覆盖,低标准"的原则对贫困人员进行救助。

医疗救助制度的建立确实改善了部分特困人口的基本医疗服务的可及性,但是由于制度仍处于初期阶段,在运行中暴露了很多问题。

7.3.1.1 覆盖面较小

农村五保户和贫困户可以免费参加新型农村合作医疗,是农村医疗救助的主要救助对象。然而除了"五保户"、贫困户外,农村低收入群体受到起付线、封顶线的限制,影响医疗服务正常的使用。一部分低收入群体受到经济能力的限制,连起付线都无法达到。一部分即使达到了起付线,由于新型农村合作医疗设立了共付率,救助对象仍然负担不起医疗保险给付后自付的那一部分。由于不能满足医疗救助的条件,一部分患病严重的低收入群体,无法获得政府的医疗救助,承受不了高额的医疗费用,不得不中断治疗。低收入农村居民属于弱势群体,生活上面临着沉重的负担,患大病时根本没有能力治疗,医疗救助制度应该将其包括在内。

7.3.1.2 医疗救助资金不足

农村医疗救助的资金能否得到持续有效的保障,是医疗救助制度发展的关键。医疗救助资金的筹集渠道主要有财政拨款、社会捐赠、社会慈善、公益资金等,然而,由于受到政府财力的限制,医疗救助资金的筹集存在很多问题。但是医疗救助的责任主体是政府,政府应该是资金的主要提供者。在经济发达地区,地方政府虽然承诺安排一定资金用于医疗救助,但大多数没有明确拨款的比例；在财力困难的落后地区，很难拿出资金来用于医疗救助（李华、张志元、郭威，2009）。2006 年，中西部地区农村的特困人口的救助基金只有 13 元，仅有 15% 的救助对象能够获得 60% 以上的医疗补偿。一些地方政府为了提升部门形象和提高政绩而只是暂时性的给予医疗救助资金，这些因素都给医疗救助制度的可持续发展带来了隐患。

7.3.1.3 医疗救助水平过低

医疗救助水平过低主要表现在医疗救助的起付线过高、封顶线过低和医疗补偿过低三个方面。各地的医疗救助标准并不是依据当地的卫生服务需要来制定，而是更多地取决于该地区的财政状况。我国各地经济发展不平衡，财政收入差异很大，因此造成不同区域的医疗救助的补助额度差异很大。目前的农村医疗救助水平仍然与贫困人口的实际卫生服务需要相差甚远。

7.3.1.4 医疗救助和新型农村合作医疗制度的衔接缺乏有效性

农村医疗救助和新型农村合作医疗是农村医疗保障体系中至关重要的环节，两者的宗旨是为了缓解和降低农村居民因病致贫、因病返贫问题，因此两者应该相辅相成，共同发挥作用，但实际上两者在某些方面的衔接缺乏有效性，具体来说主要表现在以下方面：

（1）医疗服务提供方是医疗救助和新型农村合作医疗共同的联系方，因此在社会实践中，救助对象要想获得救助，必须在新型农村合作医疗和医疗救助的双定点医院看病，才能获得对应的医疗救助。而在农村地区大部分非定点医院的医疗服务价格要低于定点医院，这在某种程度上增加了医疗费用，浪费了医疗资源。

（2）新型农村合作医疗制度和医疗救助申请手续和报销的手续分开进行，从而导致报销程序繁琐和资源浪费。目前，新型农村合作医疗信息网络相对健全完善，而医疗救助的信息采集和管理系统远远落后于实际需要，在很多地区医疗救助并没有很好地利用新型农村合作医疗的信息管理系统（孙晓锦，2011）。

7.3.2 村卫生室和乡镇卫生院滞后于社会与经济的发展

农村三级卫生服务网是指以县级医疗卫生机构为"龙头"，乡镇卫生院为主体，村卫生室为基础的卫生服务体系。农村三级卫生服务网主要承担着预防保健、基本医疗、卫生监督、健康教育、计划生育技术指导等任务，为农民获得基本卫生服务提供保障。加快农村三级卫生服务体系建设可缓解看病难、看病贵问题,实现农村医疗卫生发展目标,使农民"小病不出村、一般疾病不出乡、大病不出县"。

乡镇卫生院是农村三级医疗卫生服务网络的重要枢纽,除了在满足农村居民的医疗需求、防疫治病等方面发挥作用外,乡镇卫生院是新型农村合作医疗制度的重要支撑点。随着社会主义市场经济体制改革的深入,政府主管部门确定实行"按乡建院"以来,乡镇卫生院的资源并没有得到很好地利用和整合,农村依然存在卫生资源短缺和重置并存的现象。相关研究表明,无论是在经济发达地区还是欠发达地区,乡镇卫生院的生存每况愈下,亏损居多。据 2003 年资料测算,全国乡镇卫生院平均危房率为 11.6%,危房面积 580 万平方米,中西部地区危房比例更高。据《2005 年中国卫生统计年鉴》信息,西部乡镇卫生院年病床平均使用率仅有 34.7%,平均住院日为 4.1 日,病床周转次数仅 26.4 次。另外,乡镇卫生技术人员严重不足,以湖南省靖州苗族侗族自治县的乡镇卫生院为例,各类人员共 216 名,其中中级职称的仅 8 名,初级职称 121 名,本科 1 名、大专 12 名,中专 96 名(王红漫,2006)。各单位急需的人才进不来,使得该县各乡镇卫生院专业技术人才匮乏,技术低下。乡镇卫生院"小病不去看,大病看不了"的现象明显。

村卫生室作为县、乡、村三级服务体系的网底,与农村居民的健康最直接相关,为农村居民提供最基本的医疗服务。它凭借其与农村居民之间的较近的地理距离、深厚的地缘情感以及易产生信任的乡土文化等优势,成为农村医疗服务市场的主力军。

长期以来,由于村卫生室的底子薄,发展速度慢,滞后于社会经济的发展的要求,卫生服务还存在很多问题。在大部分地区,农村卫生室存在"三少一低"的问题,即资金投入少、医疗服务人员少、医疗器械少和服务水平低。随着收入水平的上升和新型农村合作医疗制度的全面推行,农村居民要求获得质量更高、更全面、多层次的村级卫生服务,而大部分地区的村卫生室已不能满足这种健康需求。

随着我国人口老龄化加速、生活水平的提高、饮食结构的改变,农村居民中患有糖尿病、高血压等慢性非传染性疾病的人越来越多,而通过健康知识讲座,卫生保健宣传,加强预防措施,可以明显降低这些疾病的发生。由于政府相关公共医疗资金主要用于传染病防治,对于上述疾病的关注度很低,相应的投入也非常有限。同时,由于权责不明、疏于管理、缺乏激励措施,多数基层卫生服务工作者对健康教育缺乏重视,不能全身心投入。这些因素造成村卫生室预防保健职能缺失,网底功能被大大削弱。

由于患者和乡村医生之间的信息不对称,乡村医生在提供服务的过程中可能存在诱导需求的现象。乡村医生作为患者的代理人,利用自己的专业信息优势,诱导消费者增加不必要的卫生服务,也就是说乡村医生对患者多开药、多打针,小病大治。村卫生室在提供卫生服务时既要充分考虑到农村居民的需要和需求,以需要为基础,以需求为导向;也要控制诱导需求(无需要的需求),降低潜在需要(未转化为需要的需求),逐步完善村级卫生服务功能并健全相应内容。

在我国农村三级卫生服务体系中,县、乡、村三级医疗预防保健机构联结成一个完整的网络,村卫生室是基础,乡镇卫生院为枢纽,县级医疗机构为指导中心。它们之间以业务联系为主,经济效益方面还是独立的主体。在各自的利益的约束下,三者成为孤立的点,协作关系愈来愈淡化。农村三级卫生服务体系的互补性变弱,替代性增强,乡、村两级农村基层卫生服务体系走向了停滞与倒退。在当今医疗改革的背景下,如何更好地发挥农村基层卫生服务机构的功能,提高它们的运行效率和公平性,已经成为我国医疗体制改革的重要议题之一。

7.4　本章小结

通过对患病农村居民患病行为的分析,可以发现 1997—2006 年就诊率、住院率上升,农村居民卫生服务利用量提高。人口老龄化加速、居民收入水平提高、饮食结构改变、医疗保障覆盖面扩大均是促进卫生服务需求及利用增加的主要因素。人均门诊费用、人均住院费用、人均费用、人均自付费用总体上呈现上升趋势,这些都成为低收入群体的卫生服务需要转化为需求的障碍。同时,当前我国农村卫生服务存在不公平性,医疗救助制度难以真正起到扶贫效果。另外,乡镇卫生院和村卫生室滞后于社会经济的发展,不能满足广大农村居民的卫生服务需求。

这里要说明的是,以上的分析可能存在一定的局限性。首先,由于数据的缺乏,我们只考虑到卫生服务利用的数量而并没有分析卫生服务的质量。实际上,不同收入的群体在就医过程中,不论是选择不同等级的医疗机构,还是选择同一等级医疗机构的不同层次的医疗服务,其卫生服务质量都会存在差异。其次,本书利用自我评估中的疾病严重程度指标作为"需要"变量,当疾病严重时,我们认为该个体的卫生服务需要大,而疾病较轻时,认为其卫生服务需要较小。疾病严重程度变量揭示了消费者自我认知的需要,但并非真实的健康需要。自我认知的需要在不同收入、不同医疗环境的群体中自评健康可能存在系统的差异。比如,低收入者的健康状况要差于高收入者,医疗环境较差的地区的居民健康状况要低于环境较好的,由此可以推测前者的卫生服务实际需要高于后者,但由于低收入者和医疗环境较差地区的群体的疾病认知程度有限,由此带来自我评估疾病严重程度和预测的卫生服务需要和利用可能会明显偏低。这种情况明显低估了卫生服务利用的不公平程度,因此,与一些客观的健康指标比起来,用自评健康严重程度来说明卫生服务需要的结果会存在偏差,从而造成卫生服务利用与疾病认知程度的构成相关性,最终影响结果的准确性。非常遗憾的是,CHNS调查无法提供更为客观的衡量需要的指标,这种假设目前还得不到验证。

8 村卫生室发展的问题分析与经验探讨

村卫生室应该是农村居民健康的"保护伞"、公共卫生的"守门人"。从以上几章的分析可以看出,当前的村卫生室滞后于当前农村经济的发展,不能满足农村居民的健康需要,在发展中尚存在着诸多问题。对村卫生室的改革要吸收和借鉴国内外的历史经验。首先,从国内来看,我国的村卫生室发展经历了一个曲折的过程,从 20 世纪 30 年代开始探索建立,50～70 年代取得了辉煌的成绩,再到之后的衰落和重建,其中的经验值得重视,教训值得反思。其次,纵观世界,同属发展中国家的古巴、印度和巴西在农村卫生服务建设方面取得了举世瞩目的成就,其基层卫生服务供给模式值得我国借鉴和推广。

本章纵向比较我国村级卫生服务发展辉煌时期与衰落时期的发展状况,横向比较印度、古巴和巴西等国家的基层卫生服务供给的模式,并对国内外经验进行归纳分析。

8.1 村卫生室的发展过程

8.1.1 探索阶段(1949 年之前)

20 世纪 20 年代至 30 年代初,中国农村经济出现严重衰落,农业生产力下降,农业生产萎缩,农村金融日趋枯竭,农民生活贫困,农民大量流离和死亡。当时的卫生条件非常低下,据陈达估算,当时婴儿死亡率高达 275‰(陈达,1942)。在此状况下,"农村危机"、"救济农村"成为当时中国社会的强烈呼声。1929 年,晏阳初根据多年平民教育的实践,归纳当时我国农村存在的四大病症:"愚、贫、弱、私",并针对性地提出:以识字教育治愚,以生计教育治贫,以卫生教育治弱,以公民教育治私。在卫生服务方面,1932 年,晏阳初与陈志潜等举办"中华平民教育促进会",建立河北省定县农村卫生实验区(见图 8.1)。在协和医院的支持下,建立实验区医院和护士学校,由此开始了中国最早的农村卫生实验工作。为构建农村基层卫生服务建设,陈志潜提出农村卫生服务体系必须满足以下几个条件:①立足于村;②所需费用与村的经济水平一致;③基本卫生人员来自村里;④相关活动由村领导负责。陈志潜提倡公医制度,积极开展健康教育。在定县创立了他构想多年的农村三级保健网,开展健康教育和卫生保健服务(陈志潜,1998)。

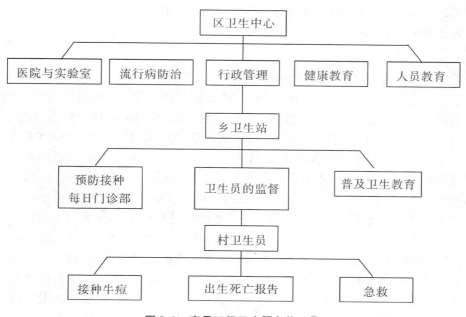

图8.1　定县三级卫生服务体系①

　　1931年,梁漱溟在山东邹平县发动"乡村建设运动","乡村建设运动"是我国农村社会发展史上一次重要的运动。乡村卫生改革作为乡村建设运动的一个衍生品,被认为是我国农村现代卫生保健事业的萌芽。山东省国民政府大力支持梁漱溟的农村卫生工作实验。1934年,齐鲁大学医学院帮助建立农村卫生院,开始预防保健、卫生教育等工作。同年,国民政府卫生署颁布《县卫生行政方案》,指出每个县应设卫生院,卫生院要包括防疫、保健、总务、医务四个组,每个区应设卫生所,每个村应匹配卫生员。由于邹平县的卫生工作取得了良好成绩,1935年,国民政府将实验区域扩至济宁、菏泽等14个县。但由于各县的情况不同,其他县的效果并不理想。当时除山东省外,其他地区的农村卫生服务机构依然寥若晨星。1937年,为进一步推动农村卫生事业,国民政府颁布《县卫生行政实施办法纲要》,但收效甚微。抗战刚开始时,全国卫生所的覆盖面不及总县数的1/10,后来由于连年战争,农村卫生实验工作搁浅(张德元,2005)。

　　晏阳初、陈志潜、梁漱溟等将西方医学知识与卫生管理的经验引入农

---

　　①　陈志潜.中国农村的医学—我的回忆[M].成都:四川人民出版,1998,73-76.

村,并因地制宜,开创了我国农村卫生服务事业,这为后期的农村卫生服务发展奠定了坚实的基础。

8.1.2 快速发展阶段(1949—1979 年)

新中国成立之初,农村地区缺医少药问题非常严重。一些地区借鉴"定县模式",构建农村三级卫生服务体系,并组建联合诊所、派遣医疗队,试图解决农村居民的医疗问题。但是,由于基础差、底子薄,效果甚微。1955 年 6 月 26 日,毛泽东在视察农村之后,发表了著名的"六二六"讲话,讲话的要点可以概括为:把医疗卫生工作的重点放到农村,以群众运动的方式,掀起规模宏大的"赤脚医生"运动。在毛主席的号召下,1956 年,全国在农村地区建立了约 2 万个保健站,加上联合诊所,其数量超过 6.1 万个,两者占全国农村基层卫生机构比重约为 82.4%(夏松青,2008)。1957 年 8 月,卫生部发出《关于加强基层卫生组织领导的指示》,文件指出:"公社卫生院、村卫生室必须接受公社党委和公社管理委员会的领导,"在之后发布的文件《公社化后农村卫生工作的几个问题和意见》中提到:"公社卫生院必须接受县卫生行政机关的行政领导,接受县医院的业务领导,执行全县的卫生工作规划和要求。"

1968 年毛主席号召在全国推广湖北长阳乐园公社的合作医疗经验。由此,地方政府把推行合作医疗纳入工作日程,采用政府强力推动、群众广泛动员的方式在全国大范围推广。在政府的大力支持下,合作医疗的覆盖率迅速上升,至 20 世纪 70 年代中期时,合作医疗的覆盖率达到 90%。合作医疗的发展极大地推动了村级卫生组织的建设。作为那个时期村级卫生组织的执业者,赤脚医生在业务上归属于公社卫生院,行政上隶属于生产大队。此外,赤脚医生还从事计划免疫、健康教育、传染病防治工作,消灭了天花、麻风、麻疹、疟疾等多种疾病。当时的诊疗服务是一种低水平的供给制,购置药品和所需器械的经费主要来自于合作医疗资金,其诊疗费用只需支付很少的部分或者全免费。赤脚医生的个人收入与服务数量、患者诊疗费用无任何联系,他们的诊疗行为实际上是带有福利性的。赤脚医生的收入分为两种情况:半脱产的赤脚医生的个人收入实行"工分制",全脱产的赤脚医生的工资水平与当地村干部相同。1979 年,卫生部、农业部、财政部等部委联合下发了《农村合作医疗章程(试行草案)》,对合作医疗制度进行了规范。

合作医疗制度、三级卫生保健制度、数量巨大的"赤脚医生"队伍,成为解决我国当时农村缺医少药的三大法宝。这一时期,在政府的高度重视和强力的推动下,我国农村卫生事业空前发展,形成广泛、积极、有效的卫生服务供给体制。

8.1.3 衰落阶段(1980—1996 年)

1980 年,家庭联产承包责任制在我国开始全面推行,以集体经济为依托的合作医疗制度和村级卫生服务失去了赖以生存的经济基础,合作医疗制度逐步解体,村级卫生组织受到了严重的冲击,村卫生室的经营方式发生变化。同时,政治上对合作医疗和村卫生室建设的支持程度降低,这些因素致使农村三级预防保健服务网出现断裂。一部分优秀的赤脚医生被调入乡镇卫生院,一部分仍在村中行医,剩余的基本回家务农。1980 年,在国家卫生部颁布《关于允许个体开业行医问题的请示报告》之后,村卫生室开始自主经营、自负盈亏,向多种所有制形式发展,逐步走上市场化道路。1981 年,卫生部发布《关于合理解决赤脚医生补助问题的报告的通知》中规定:"凡经考核合格,相当于中专水平的赤脚医生,发给乡村医生证书,原则上给予相当于当地民办教师水平的待遇。"1985 年 1 月,卫生部取消"赤脚医生"的称谓,提出:"今后凡经过考试、考核已达到医士水平的,称为乡村医生,达不到医士水平的,改称为卫生员。"1985 年 4 月,卫生部发布《关于卫生工作改革若干问题的报告》,该报告中提到,"鼓励村级卫生机构实行多种形式办医,在比较贫困的地区,政府要给予乡村医生和卫生员一定的扶持和补助"。一系列政策的出台使农村基本医疗机构的生存、经营环境开始变化。我国大部分地区的村卫生室在经历保本收费、承包经营的变革后,慢慢演变成为两权合一的个体诊所。

1990 年,时任国务院总理李鹏向世界卫生组织承诺:2000 年中国实现"人人享有卫生保健"的目标。同年 3 月,卫生部、农业部等部门联合下发《我国农村实现 2000 年人人享有卫生保健规划目标》。之后,一些地区开始重建合作医疗制度,当时的民政部规定地方政府可以向农村征缴保费,而农业部在《减轻农民负担的条例中》将合作医疗列为增加农民负担的收费项目,不允许地方政府收取。两个部委的合作医疗政策相互冲突,导致地方政府无所适从,合作医疗制度重建失败。此时从合作医疗制度中游离出来的乡村医生,成为个体行医者,他们对村卫生室拥有经营权,却无所有权。1993 年,国务院办公厅发布《关于涉及农民负担项目审核处理意见的通知》,取消农村改厕集资、改水集资、血吸虫病防治集资、鼠防集资、乡村医生补助、乡村两级医疗卫生机构建设集资。此时的卫生室的存在形式、经营方式,甚至在三级保健体系中的地位与作用都已发生变化。由于长期缺少政府补助,缺乏相应的制度安排,乡村医生的收入和待遇问题慢慢就暴露出来。在市场化背景下,乡村医生在制度逼迫下,他们的趋利动机大大增强,他们将收入与诊疗行为密切联系在一起,逐步成为追求利润最大化的个体经营者。另外,政府监管缺位导致这一时期的农村卫生服务市场日益混乱,村卫生室的建设陷入真空状态,乡村医生的培训与管理也趋于边缘化,农村三级保健网开始断裂,村卫生室逐渐脱离发展轨道并远离农村卫生服务事业的公益性。

合理的目标的制度安排才能产生有序的制度结构,正是由于中央政府的目标定位不清晰,相关的主管部门只考虑本部门利益,在制度设计上并未协调一致,导致这一时期的农村卫生服务事业走向下坡路。

8.1.4 徘徊阶段(1997—2002 年)

1997 年、1998 年,卫生部号召部分地区可以根据本地实际情况,实施乡村卫生服务一体化管理①。乡村卫生服务一体化管理有利于农村三级医疗预防保健网的巩固和发展,有利于乡村卫生机构管理水平和技术队伍整体素质的提高。

1999 年,卫生部颁布《关于进一步规范和积极稳妥地推行乡(镇)村卫生组织一体化管理的几点意见》,该文件指出:乡(镇)村卫生组织一体化管理的核心是"管理",通过统一行政管理、统一业务管理、统一药品采购管理、统一财务管理等措施,强化乡镇卫生院对村级卫生组织的指导与监督;实行乡(镇)村卫生组织一体化管理,不是简单地、不加区分地撤销村级卫生组织,更不是取消村级卫生服务,而是按照区域卫生规划原则,界定乡(镇)村两级卫生组织的规模以及服务范围。在一体化管理背景下,部分乡镇卫生院的基础建设能力得到提高,部分村卫生室管理越来越趋于规范,农村卫生三级网络的医疗技术人员的数量增加,质量也在同步提高,体系功能得以改善。比如说大量的卫校毕业生进入村卫生室工作,卫生服务服务的质量与前期相比有所提高。2002 年,卫生部发布《关于农村卫生机构改革与管理

---

① 指在县级卫生行政部门统一规划和组织实施下,以乡镇为范围,对乡镇卫生院和村卫生室的行政、业务、药械、财务和绩效考核等方面予以规范的管理体制。乡镇卫生院受县级卫生行政部门的委托,负责履行本辖区内卫生管理职责,在向农民提供公共卫生服务和常见病、多发病的诊疗等综合服务的同时,承担对村卫生室的管理和指导职能;村卫生室承担行政村的公共卫生服务及一般疾病的初级诊治等工作。

的意见》,该文件指出,为创建公平竞争的环境,鼓励农村兴建民办医疗机构,并给予民办机构减免税收等优惠政策,使农村民办医疗机构得到良性发展。

此阶段,诊疗收入仍是大多数乡村医生的主要收入来源,其中药品收入占据诊疗收入的较大比例。由于部分乡镇实行一体化管理,切断了乡村医生的药品收入来源,导致乡村医生的整体收入大幅度降低。而对于村卫生室的建设经费、乡村医生的收入待遇等问题仍维持原有规定,缺乏有效的机制引导,这在某种程度上挫伤了乡村医生工作的积极性。

8.1.5 规范化阶段(2003 年至今)

2003 年 1 月,国务院办公厅发布《关于建立新型农村合作医疗制度的意见》,要求各省、自治区、直辖市至少要选择两三个县(市)先行试点,取得经验后,新型农村合作医疗再逐步推开。新型农村合作医疗对卫生室进行筛查,选择合格的作为定点医疗机构,对卫生室设备和医疗服务人员制定了相应的采购和进入标准,并将一部分村卫生室纳入县乡统筹的卫生服务体系当中,给予基本运行经费保障,对其进行规范、透明的管理。

2007 年 7 月,卫生部等颁布《中央预算内专项资金(国债)村卫生室建设指导意见》,该文件指出:通过中央专项资金支持偏远、民族、边境、贫困及重大传染病和地方病流行地区村卫生室建设,引导各地加大投入,深化改革,健全村级卫生服务机构,提高农村卫生服务能力。2009 年 3 月,《医药卫生体制改革近期重点实施方案(2009—2011 年)》指出,要健全基层医疗卫生服务体系,完善农村三级医疗卫生服务网络,促进基本公共卫生服务逐步均等化。

在中央政府的支持下,我国村卫生室的建设取得了一定的成绩。政府对乡镇卫生院和村卫生基础设施的投入逐步加大,医疗环境和医疗质量也得到相应的改善,而对于乡村医生的收入及待遇、村卫生室业务经费等问题仍未进行全面统筹考虑。

8.2 村卫生室发展困境分析

20 世纪 90 年代末期,我国开始进行渐进性的村级卫生改革,但改革的效果并不是很理想,村卫生室的发展现状堪忧,村卫生室陷入制度和资源困境。

8.2.1 制度困境

20世纪90年代末期,由于权责不明,疏于管理,村卫生室的网底功能被大大削弱,为了维持农村医疗系统的完整性,卫生部提出了乡村一体化管理模式,其目的在于整合乡村两级的卫生资源,重建农村医疗市场秩序,提高村卫生室的服务质量。一体化模式为村级卫生服务管理提供了良好的借鉴,但在某些地区实行的效果却并不理想。这些地区的乡村医生也并不是被乡镇卫生院聘用,村卫生室资产的出资人也并不是乡镇卫生院,也就是说村卫生室与乡镇卫生院之间并不存在隶属关系。在这样的情况下,乡镇卫生院在一定程度上与村卫生室存在竞争关系,在小病上有互相争夺病源的现象。若村卫生室与乡镇卫生院并不存在隶属关系,乡村一体化管理要求乡镇卫生院承担的村卫生室的管理和指导职能就无法兑现。目前,乡镇卫生院负责对村卫生室进行业务指导和统一采购、管理药品。在业务指导方面,很多地区乡镇卫生院医疗队伍结构不合理,整体素质偏低,缺少卫生技术人才和管理人才,在整体指导和管理能力方面较弱,再加上乡镇卫生院亏损严重,自身难保,实在是没有能力承担对村卫生室的管理,这些因素制约了乡村一体化的实行与发展;在药品采购、管理方面,乡镇卫生院统一购药和发放,规范农村药品市场并保证农村居民的用药安全。某些地区实施基本药物制度,要求乡村两级卫生机构实行零差率售药,从患者的角度来说,这确实降低了医疗成本,释放了医疗需求,但对于以药品收入为主要来源的乡村医生来说,收入会大幅度降低,境况雪上加霜。

虽然对乡村医生提供的基本公共卫生服务,政府采取专项补助的方式给予定额补偿,但其金额有限,影响了广大乡村医生工作的积极性。关于乡村医生的养老保险问题、是否纳入事业编制的问题,至今还没有明确的安排,这对稳定乡村医生队伍、补充新的卫生技术人才非常不利。另外,长期以来村卫生室走的是市场化、营利化道路,而基本公共卫生服务和健康教育等相关工作由于没有报酬或报酬很少缺乏相关激励机制,却难以得到落实。只有改善乡村医生的薪酬结构,将其主要收入和业绩定位于基本公共卫生服务和健康教育上,才能做到因势利导,提高乡村医生工作积极性,转变以盈利为主的卫生服务行为,提高农村地区的健康水平。

在新型农村合作医疗开展的背景下,村级卫生组织得到了一定的发展。

新型农村合作医疗一般在每个行政村选择一个村卫生室作为就诊机构,其他的卫生室被排斥在新型农村合作医疗制度定点医疗机构之外。这样就造成了卫生室之间发展的不平衡,有的卫生室由于经营效益不好,只能关门停业。新型农村合作医疗制度在县、乡、村三级实行不同的报销标准,有的地区村级报销比例较低,一部分参合居民选择到上级定点医疗机构就诊,减少了村级卫生资源利用,影响了村卫生室的整体发展。

世界银行的研究表明,制度的可持续性需要满足三个条件:分散的利益结合在一起;打造可信的承诺;促进包容性(世界银行,2003)。在农村卫生服务体系的运转过程中,新型农村医生疗、基本药物制度、乡村一体化管理是共同构建农村医疗服务体系的防护制度网,只有它们与村级卫生服务有效衔接才能构建坚实的农村三级卫生服务网。针对实践过程中出现的互不融合的现象,应该考虑到不同群体的利益,实现包容型增长,通过理顺不同制度关系,对原有制度加以完善,才能实现制度的可持续发展。

8.2.2 资源困境

8.2.2.1 经费投入

改革开放以来,卫生资金投入重视城市,轻视农村,重视大医院,轻视小医院。一般来说,各级政府的财政资金主要用来支持盈利能力强、级别高的大型医院,而可及性较好、级别低的农村基层医疗机构由于盈利能力差却成为政府财政投入的盲区(夏松青,2008)。卫生资金投入止于乡镇卫生院,村卫生室难以获得持续稳定的政策支持。

现阶段卫生服务投资呈现多元化特征,这种方式最大的缺点是缺乏稳定性,一旦筹资主体的盈利空间减少或消失,就会造成筹资行为和卫生服务的中断。另外,由于乡村一体化管理的实施,降低了村卫生室的经营利润,村卫生室自身筹资能力下降。村卫生室的经营条件较差,房屋简陋,医疗设备陈旧,正常职能难以发挥,农村基本医疗服务和公共卫生都存在很大隐患。西部地区很多村卫生室无集体房屋,乡村医生只能在自家或租房应诊,而且40.5%和13.2%的村卫生室没有消毒锅和血压计。由于缺乏必要的消毒设备,基本的检查和诊断无法进行,医疗器械的消毒和杀菌得不到保证,医源性感染事件频发(李彬,2008)。

2003年中国农村医疗卫生报告显示:长期投入不足导致约86%的农村接种防疫沦为有偿服务,80%以上的村卫生室沦为私人经营。虽然从2003年开始,新型农村合作医疗的实施增加了对村级卫生服务的关注度,政府基层卫生投入方面逐步增加,但从整个发展现状来讲,对村级卫生服务投入的比例仍然有限。

8.2.2.2 人力资源

从数量上来看,1980 年全国平均每村乡村医生和卫生员为 2.10 人,1990 年降为 1.64 人,2003 年降为历史最低点 1.31 人,之后几年略有上升,2008 年达到 1.55 人(《2010 年中国卫生统计年鉴》)。乡村医生和卫生员数量增长缓慢。在西部地区,乡村医生的数量还要低于这个平均值。同时,现有的乡村医生队伍中,老龄化现象较为严重。由于政府并没有给予乡村医生正规的待遇,乡村医生队伍后备力量更显不足,严重影响了这支队伍的"新陈代谢",卫生服务需求难以得到有效满足(何芸芳,2010)。

从质量来上来看,村卫生室人才匮乏。乡村医生受教育水平偏低,现有村级卫生从业队伍学历结构中无学历者仍占有相当比例。乡村医生业务技术水平差,大部分乡村医生仅掌握了一般的医疗常识,能够进行静脉注射,能够对常见病、多发病进行诊断,但误诊时有发生,严重的甚至会耽误病情,发生医疗事故。20 世纪 90 年代末,乡村一体化管理以来,对乡村医生的知识和技能有了明确的规定,要求乡村医生到县级医疗卫生机构或医学院校接受培训,取得了一定的效果。根据《2004 年卫生统计年鉴》数据计算,2003年,没有学历但通过培训合格的乡村医生数量占总数量的 38.45%,中专学历的占 56.73%,大专学历的仅占 3.42%。经过培训的乡村医生,医疗技能有所提高,但培训次数太少,乡村医生的知识更新速度较慢,培训效果并不理想,有的乡村医生对于当前的突发的传染性疾病和一些慢性病的诊治一无所知。

8.2.3 基于社会角色视角的困境分析

社会学角色理论指出任何社会组织是通过与其他自组织的参照对比下获得社会角色,当社会环境变化时,社会组织在与其他组织互动中实现其社会角色的转换与定位,即每个社会组织为了适应新环境都会对其他组织提出新角色期望的要求,同时也要调整本身角色定位,满足其他组织的要求。

如果运用社会角色理论分析村卫生室的发展困境,就必须将村卫生室与其他组织融入整个社会环境当中。关于村卫生室所处社会环境,2004 年世界银行发展报告进行了系统分析(见图 8.2)。居民为始端,服务提供方为终端。从始端到终端的短线可以理解为"需方权利"、"用脚投票"的机制。长线代表多重的委托代理机制,首先,居民向政策制定者和医保机构表达自已的权利诉求,政策制定者通过契约的形式对医保机构进行管理与监督,医保机构以契约的途径向医疗服务提供方进行补偿。图 8.2 提供了与医疗服务提供方利益相关的主体,指出政府、医保机构、居民与卫生服务提供方之间可能存在的关系。同时要注意服务提供方内部包括县、乡、村三级卫生机构,它们之间也存在利益的制衡和约束。根据以上的分析,以下将考察村卫生室的传统社会角色定位在社会转型中所出现的角色距离和角色冲突,识别社会对村卫生室的新角色期望的内涵,并据此探讨村卫生室新角色实践的途径与方法。

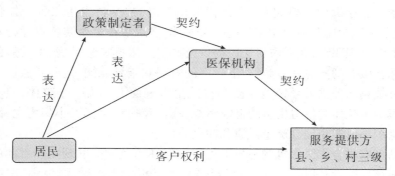

图 8.2　医疗服务的过程中涉及利益者的相互关系

资料来源:世界银行《2004 年世界发展报告:让服务惠及穷人》

8.2.3.1　角色距离

角色距离是指社会组织扮演的实际角色与角色期望存在的距离,没有达到角色要求。这里我们主要指的是村卫生室与农村居民的期望存在角色距离。我国经济发展不平衡,各地区村卫生室差异很大,贫困地区和非贫困地区的村卫生室都存在角色偏差。

贫困地区的很多村卫生室与国家要求的标准相距甚远。乡村医生的数量和村级卫生服务质量都远远不能满足农村居民的需求。傅永珍(2010)对天水市某村调查发现:乡村医生的数量已能使村卫生室基本医疗服务顺利开展,但缺乏高质量的乡村医生。村卫生室的业务用房以及基本医疗设备配置严重不足,房屋老化,医疗器械和设备以“老三件”(听诊器、体温计、血压计)为主。

非贫困地区农村居民的饮食结构、生活方式、居住环境发生变化,农村多发病已从感冒发烧、腹泻等常见疾病,扩展到慢性疾病,而村级卫生服务发展却未能与时俱进,乡村医生的技术水平相对落后,使得村级卫生服务能力已经不能适应当前农村居民日益提高、多元化的医疗服务需求。一些地区的卫生监管部门疏于管理,乡村医生服务意识、服务态度和服务质量受到农村居民的质疑,这些不利因素影响和阻碍了村级卫生服务的可持续发展。随着村级卫生服务公益性的市场化、商业化和趋利化的渗入,其综合功能减退,这种瓶颈问题将愈演愈烈。

8.2.3.2 角色冲突

所谓角色冲突,就是指村卫生室所扮演的角色与乡镇卫生院、新型农村合作医疗保险机构之间存在冲突的现象。乡镇卫生院和村卫生室是两个联系紧密的医疗机构。20世纪90年代末期提出的"乡村卫生服务一体化管理"把乡镇卫生院和村卫生室作为一个整体,要求乡镇卫生院负责履行本辖区内卫生管理职责,在向农村居民提供公共卫生服务和常见病、多发病的诊疗等综合服务的同时,承担对村卫生室的管理和指导职能,但两者法律责任和财务核算均独立。乡镇卫生院和村卫生室表面上作为一个整体,但实际上乡镇卫生院作为村卫生室的上级组织,在治疗疾病上都以小病为主,因此两个组织不可避免地会产生矛盾和冲突。

新型农村合作医保机构与村卫生室也存在角色冲突的现象。目前的新型农村合作医疗是以县为单位进行统筹,各县根据本地区的经济状况制定报销补偿制度,在制度的设计上参差不齐。有些地区的医保机构在政策制定上弱化了村卫生室治疗防疫的基础角色,将报销和补偿的重心转移到乡镇卫生院和县医院。陈传波(2010)研究发现:1998—2008年期间,农村居民到村卫生室首诊的比例由60%降至40%,而且,县医院成为新农合的最大受益方,2004—2009年间北京县级级医疗机构的补偿份额提升12%,而一级医疗机构所占份额处于下降趋势而且份额较少。

村卫生室作为农村三级卫生服务体系的网底,它的运行既与乡镇卫生院息息相关,又与新农合医保机构有着千丝万缕的联系。乡镇卫生院与新农合医保机构通过影响村卫生室的运作,从而影响农村居民对基层卫生服务的满意度。

8.3 农村基层卫生服务供给的国际经验分析

印度、古巴、巴西同属于发展中国家,经济欠发达且人口众多,其在健康水平、文化教育以及自然条件等方面与中国有太多的相似之处。虽然这些国家人均收入较低,但是这些国家在卫生服务领域已经成为"医疗强国",其基层卫生服务供给经验值得中国借鉴和学习。

8.3.1 农村基层卫生服务供给的国际经验

8.3.1.1 印度

印度是一个农业人口众多的国家,农业人口约占总人口的72%。印度城乡差距悬殊,绝大多数农业人口为低收入群体。因此如何满足低收入群体基本的医疗需求,成为印度政府一个极大的挑战。过去几十年中,印度居民健康改善速度位于发展中国家前列,医疗改革成绩斐然。2000年,WHO报告指出:印度卫生系统的总体绩效排在全球第112位(我国排在第144位)。按照筹资公平性排名,印度排在第43位(我国排在第188位)。

在20世纪80年代初期,印度就把建立农村三级医疗保健网提上了议事日程。三级医疗保健网包括:社区保健中心(Community Health Centers)、初级保健中心(Primary Health Centers)和保健站(Rural Sub – Centers)。在20世纪40年代末,印度的第一部宪法规定了公民享受免费医疗的待遇。对于农村居民来说,挂号、治疗、检查、住院、急诊抢救都在免费项目之内,甚至伙食费都由医院承担。虽然免费项目众多,但药品费用需由患者自理。

根据印度相关规定,保健站的人员配置很少,正常情况下,仅有两名护士:一名女护士和一名男护士。女护士除了负责预防接种和发放药品外,还要负责计划生育和母婴健康;男护士主要作为卫生访视员,每10天到村里巡诊一次,治疗一些常见病。一般情况下,每三四个村(约3000~5000人)会设一个保健站。为了能使所有基层的医疗工作者更好地开展工作,从2002年起,印度的家庭福利部投入资金,负责保健站的医疗工作者的工资、房租、意外事故的补助和药物和器材装备的费用。

每2万~3万名农村居民配备一个初级保健中心,初级保健中心拥有一名全科医生、一名男性护士和一名女性护士。每个初级保健中心监管辖区内六个保健站,联邦政府负责建立、管理初级保健中心,初级保健中心的职责主要是为农村居民提供预防性、治疗性、促进性的家庭福利性服务(黄晓燕、张乐,2006)。初级保健中心是地方政府与农村保健站之间的纽带,当农村保健站有无法治疗的病人时,通常转至初级保健中心进行确诊,如果初级保健中心仍无法治疗,就会转至社区保健中心。

1996年,印度政府建立社区保健中心。社区保健中心是通过对初级保健中心筛选后形成的。当辖区内人口数在 10 万左右,地方政府会选择卫生服务条件较好的一个初级保健中心作为社区保健中心。社区保健中心的床位约 30 张,配备较完善的检查设备和化验室,它的服务相对比较全面,既有普通的内科、外科、妇科、儿科诊疗,也有专家服务。医疗服务人员包括 4 名专科医生和 21 名辅助人员。社区保健中心是初级保健中心的上级转诊医院。地区医院是社区保健中心的上级转诊医院。地区医院的设备较好,医护人员齐备,是较高层次的医院。一般情况下,每个地区设置 2~3 家医疗条件较好的地区医院(张奎力,2008)。

印度草药应用广泛。近年来,为降低医疗成本,印度政府大力提倡、推广草药使用,并相继在农村不同区域设立草药中心,降低了农村低收入群体的疾病医疗负担。为减轻农民的疾病经济负担,印度农村三级医疗保健网的体系考虑到各个阶层农民的医疗服务需要,特别是充分照顾到低收入农民的需要。在卫生服务公平性方面,印度政府为其他国家做出了良好的表率。印度的卫生服务体系把低收入群体作为重点医疗保障对象,能使相对有限的公共投入最大限度地照顾公平,将有限的投入公平地配置给最需要医疗服务的人。

8.3.1.2 古巴

古巴作为低收入国家,其健康表现却达到了发达国家的水平。2004 年,古巴 5 岁以下儿童死亡率为 7‰,女性预期寿命为 80 岁,而美国的相应数值分别为 8‰和 80 岁。从死亡原因看,2003 年古巴所有死亡病例中,传染病和寄生性疾病只占死亡原因的 1%,而心脏病、恶性肿瘤、心血管疾病等几大原因占 73%。令人惊奇的是,虽然古巴的多项重要公共健康指数都与美国相似,但它的人均医疗支出成本却不到美国的 1/20。古巴的医疗制度受到联合国、世界银行以及其他许多国际机构和专业人士的高度赞扬,2001 年世界银行前行长詹姆斯·沃尔芬森曾指出,古巴在医疗方面做了"了不起的工作"(王诺,2009)。

20 世纪 60 年代,古巴开始实行全民免费医疗,70 年代中期推行"社区医疗模式",政府将不同的县进一步划分为一定数量的卫生区,并在每个卫生区建立综合诊所,主要提供初级医疗服务,同时负责免疫接种等公共卫生工作。社区医疗模式的推广和三级体系的建立改善了农村居民的健康水平,但和理想标准还存在很大的差距,于是在 1984 年根据国情创造性地提出了"家庭医生制度"。

作为古巴国家医疗体系的重要载体,家庭医生制度在农村医疗服务体系中发挥着巨大的作用。家庭医生的任务不仅仅要对社区的病人进行治疗，而且还要保障社区居民的健康。家庭医生扎根于城乡的社区、乡村，为居民提供早期的、基本的和全面的医疗卫生保健服务。古巴的家庭医生是综合性的全科医生，有严格的准入制度，采取24小时全天候服务方式。

古巴社区居民看病就医非常方便，每个社区设有家庭医生诊所，诊所至少配置一名家庭医生和一名护士，其覆盖范围约为120～150个家庭。家庭诊所配备有基本的医疗设备和药品，家庭医生家访出诊，及时了解社区居民的健康状况。患者得了小病，家庭医生就近治疗，及时、持久地为慢性病患者、重病或创伤后患者提供康复治疗，大大降低了社区居民"小病转化为大病"的几率。家庭医生除了需对农村居民的疾病进行诊治，还需要负责健康教育与公共卫生服务，同时还要帮助居民解决饮水、如厕等相关生活环境卫生问题。家庭医生为辖区内的每个家庭建立家庭卫生档案，对不同年龄段的居民建立不同的健康卡，掌握管辖区内所有人的健康状况。家庭医生一般上午坐诊，下午家访患者。由社区机构和家庭医生牵头，组织社区群众讨论社区卫生服务状况，发现问题，并提出对策建议。对于病情严重的病人，可以由家庭诊所转至相关上级医院进行治疗，但家庭医生还需跟踪和详细了解这些病人的病情，帮助其康复。除了对辖区内的每个居民进行定期体检外，详细了解每个人的健康状况也是家庭医生的重要责任。

作为古巴基层医疗体系的一部分，社区综合诊所为家庭医生提供支持作用，社区综合诊所提供疾病诊治、检查化验、医生培训和其他辅助服务等。社区综合诊所是小型的门诊医院，拥有15～40个家庭医生，设有化验室、急诊室、X光、超声波等检测设备。综合诊所是家庭医生诊所的上一级医疗单位，两级医疗单位密切配合做好卫生服务诊疗工作。家庭医生将掌握的病人资料制作成电子档案，综合诊所医生对病人诊断时，可以直接从资料库中立刻调出病人以往的病情资料。

为保证医疗服务的质量，古巴对家庭医生的素质提出较高的准入资格要求。他们至少是医科大学本科毕业，并且需要拥有较高的政治思想水平和技术水平，毕业后还需再接受为期两年的综合性医学科目培训，上岗前最好有一定的从医经验。政治思想及技术水平是考核的主要内容，如果有一项不合格，就不能成为家庭医生。同时，为吸引优秀的大学毕业生加入到家庭医生队伍来，政府给予家庭医生较高的薪水和福利。

8.3.1.3　巴西

巴西是拉美第一大国，也是世界上贫富差距较大的国家之一。1986年，巴西建立了"统一医疗体系","统一医疗体系"在降低婴儿死亡率和孕产妇死亡率、预防和控制传染病和流行病的蔓延方面发挥了重要的作用。近年来,巴西居民的健康状况已接近中等发达国家水平。

"统一医疗体系"的主要内容如下:①不论区域、种族、宗教信仰和社会经济状况如何,每一位巴西公民都享有免费的卫生服务,都可以在公立的医疗机构得到免费治疗;②人人平等,即有同等健康需要的个体可以享受到无差异的医疗服务,同时要因地制宜、因人而异,充分考虑和满足不同地区、不同人群的特殊医疗服务需要;③防治结合,建立三位一体的治疗、预防和健康教育的卫生服务体系,保证卫生服务体系的全面性和系统性;④各级政府权责清晰、分工明确,按照"权力下放"、"分级管理"和"社会参与"的原则,区域内居民可以参与当地"统一医疗体系"的管理工作(刘岩,2009)。巴西政府十分重视农村卫生服务体系建设。

1994 年,巴西在全国实施"家庭健康计划",该计划是从家庭和社区层面构建初级卫生保健体系。该计划由家庭健康小组具体执行,家庭健康小组一般要为 600～1000 个家庭服务。小组由 1 名护士、1 名助理护士、1 名全科医生和 4～6 名社区健康成员组成。若小组成员因工作失误发生大事,则要对家庭医疗保健小组成员进行行政处罚,但处罚十分慎重,讨论决定有关处罚时,市政府有关部门必须参加,而且还必须有监察员旁听,以防不公。"家庭健康计划"所需要的资金是由联邦和各州的专项支持,保证了该计划的平稳推进。实施后,巴西农民在医疗服务方面的可及性明显得到很高。另外,在制度设计上,为提高农村基层医疗服务者的工作积极性,巴西政府设立专项经费,确保乡村医生的工资不低于城市同类人员的两倍(杨健,2007)。

"小病大看"是医疗服务中的常见现象。为控制医疗费用,把小病集中在农村社区解决,巴西政府设计了一套严格的双向转诊制度。农民的就诊需要通过预约,首诊必须在社区卫生服务机构进行。根据病情程度,社区卫生服务机构判断是否需要转院。如果需要转院,机构工作人员会与转诊办公室联系,转诊办公室选择合适的医疗机构并安排病人就诊。如果大医院认为病人不符合重症要求,或者病人在大医院治疗后病情好转,大医院的工作人员会通过转诊办公室将病人转回社区医院。

针对农村低收入群体,除了得到免费治疗外,还可以享受药品优惠措施,无论药品价值多少,只需象征性地支付 1 个雷亚尔即可(1 雷亚尔 = 0.46 美元)。此外,住院患者可以享受医院为其免费提供的一日三餐,在医院的所有治疗费用都由政府负担。巴西的卫生服务项目采用的是按病种收费,即规定每种疾病治疗所花费的标准,并根据医院的工作量,按病种成本计算产生的费用,再由政府按期拨付给医院。这种方法能够明显地降低医疗服务成本,减少医生的诱导需求。

为降低发病率、改善农村居民的健康水平,巴西政府十分重视疾病预防等公共卫生工作。比如,巴西在每个卫生站设有打预防针的专职人员,制定了 1～10 岁儿童、11～19 岁青少年、20 岁以上成年人和 60 岁以上老年人的注射疫苗的种类和剂量的日程表,并严格执行。

8.3.2　经验分析

总结我国村级卫生服务的发展与衰落的原因,再通过对比印度、古巴和巴西等国家的基层卫生服务供给的宝贵经验,可以得到以下结论:

8.3.2.1　政府承担主要筹资责任

印度、古巴、巴西均实行免费医疗制度,政府通过税收的形式来筹集资金,居民产生的医疗费用由政府埋单。政府参与农村三级卫生体系的组织和管理,整个过程彰显出政府的主导作用。同样,我国在新中国成立初期,政府承担主要的筹资责任,集体经济解体后,我国农村卫生服务投入虽然总量增加,但占 GDP 的比重却处于下降趋势,政府投入不足导致农村卫生服务体系建设走下坡路。2003 年政府加大投资力度,构建新型农村合作医疗制度,同时加大对农村卫生服务的建设力度,但与印度、古巴、巴西国家相比,仍存在较大的差距。

8.3.2.2　立足于基层卫生服务建设,重视疾病预防

印度、古巴、巴西三国立足于基层卫生服务建设,十分重视基层的疾病预防。良好的基层卫生服务能够提高农村居民就医的可及性,改善农村居民的健康状况,有效控制医疗费用快速增长。新中国成立初期,我国把医疗服务的重点放在农村,加大赤脚医生队伍建设,重视健康教育、计划免疫、传染病防治工作。农村基层卫生服务建设效果显著,农村居民的健康水平呈现较大的提高。

20 世纪 80 年代,我国医疗体制走向市场化。为提高医疗服务水平,增加医院经营效益,城市医院开始大规模扩建房屋、购买大型的医疗设备、引进高端人才。由此虽然改善了医院的经营状况,却导致出现了看病难、看病贵问题。而通过基层卫生机构的建设,既可以增加居民就医的可及性,降低"小病变大病"的几率,又可以控制医疗费用,缓解看病难、看病贵问题。20世纪 80 年代以来,中国人口的平均健康水平虽然不断提高,但速度明显放

缓,在国际比较中的优势也明显下降。滞后的主要原因在于忽视农村基层卫生服务建设,农村卫生服务滞后于社会经济的发展。未来我国农村的三级卫生服务体系应该完善基层医疗机构的服务功能,加强基层的疾病预防工作,降低慢性病和传染病的发病率。从制度和资源两方面提高基层医疗卫生机构的诊疗水平,实现"小病控制在基层、防病控制在基层、健康教育在基层"。

8.3.2.3 效率与公平兼顾

由于卫生服务资源数量有限,因此卫生资源利用的一个重要目标就是提高效率。农村卫生服务体系的运行效率主要体现在两个方面:一方面,卫生服务资源的供给能否满足农民的卫生服务需求,能否为农民提供就近、及时、方便的服务;另一方面,农民大多数疾病能否在基层卫生机构治疗,以降低其就医的直接成本和间接成本(李红丽,2011)。古巴、巴西的社区全科医生提供上门服务,能够及时、全面地为农村居民检查和诊断。古巴、巴西通过双向转诊制度实现病人在医疗机构之间的合理分流。双向转诊制度提高了农民的预防保健水平,降低了农民的医疗负担,以较少的投入获得较高的产出。这种低成本、高效益的制度体现了较高的医疗服务效率。

公平原则是卫生服务活动追求的另一个重要目标,不论收入高低,患者都能够得到相应的医疗服务。这三个国家与我国20世纪50~70年代的医疗体制相似,以供方导向为主,兼顾贫困群体的卫生服务需要,这一时期的公立医院没有经营压力,不须承担基本建设投资的责任,更不须为了购买医疗设备、改善经营条件而去创收。此时的医生治疗服务呈现低水平的供给特征,具体表现在:医生作为政府雇员领取固定工资,医生的收入根据工作表现决定。在供方导向体制下,医疗服务价格较低,低收入群体不会因为较高的价格对医疗服务望而却步。20世纪80年代,我国医疗服务走向市场化道路,由于政府补偿不足导致公立医院提高医疗收费标准,增加检查项目,并将高昂的收费转嫁给消费者。以上三个国家的贫困群体均可免费获得卫生服务。政府充分考虑到贫困群体的卫生服务需要,减轻了贫困群体患疾病的经济负担。这一政策关注弱势群体的利益需要,缓解了社会矛盾,确保了卫生服务的公平性。

9 结论与政策建议

9.1 结论

本书在梳理国内外已有的健康不平等研究成果的基础上,利用中国健康与营养调查(CHNS)的数据,考察 1997—2006 年间我国卫生服务可及性与健康不平等的关系。本书从主观和客观两个角度分析健康,从供方和需方两个角度考察我国农村卫生服务可及性,在对我国健康、健康不平等、卫生服务可及性的变化趋势描述的基础上,采用格罗斯曼(Grossman)模型建立本书的理论框架,并利用随机截距逻辑回归模型分析卫生服务可及性各变量对健康的作用途径和作用大小,比较需方可及性和供方可及性的作用力度,分析主观与客观模型结果的异同。由于患病农村居民的患病行为可以反映出农村居民的医疗服务需求,体现卫生服务可及性的公平程度,揭示健康不平等的状况,因此在卫生服务公平性的理论指导下,对患病农村居民的患病行为进行了深入的分析,并进一步探讨了村卫生室的发展轨迹和改革困境,介绍了国际上农村基层卫生服务建设的经验,通过纵向和横向的比较,得到以下结论:

第一,通过对四周患病率和健康不良率、疾病构成、常见疾病别患病率、疾病严重程度等几方面的考察,研究发现:1997—2006 年,农村居民的健康水平下降,农村居民的患病严重程度增加。农村居民正面临着感染性疾病与慢性疾病的双重负担,感染性疾病如呼吸系统、消化系统、泌尿系统等疾病占据较大比例,慢性病如高血压、糖尿病等呈现上升趋势。骨折这类的伤害性疾病患病率较高,但是伤害预防和控制工作尚未受到政府的足够重视。人口老龄化加速、生活方式改变、公共卫生服务能力下降是导致农村健康水平下降的重要原因,其中农村居民接受预防保健的比例较低,改厕进度不明显,这说明公共卫生服务功能亟待改善。

第二,通过极差法、差异指数、不平等斜率指数和集中指数法测算1997—2006 年我国农村居民健康不平等的程度,从不同侧面反映健康不平等的状况。研究发现:伴随着我国农村居民收入的大幅增长和收入差距的扩大,我国农村居民的健康不平等总体上呈现扩大趋势,且高收入群体比低收入群体享有更高的平均健康水平,即存在着亲富人的健康不平等。但集中曲线与公平线的距离并不遥远,这说明健康不平等的程度不是很严重。

第三,本书度量了 1997—2006 年间的我国农村卫生服务可及性,结果发现:家庭人均收入增长、去卫生室时间减少、看病等待时间下降、村卫生室提供所需药品的能力增强,但是医疗保险的拥有率较低,医疗服务价格偏高且上升速度较快。在潘常斯基和托马斯(Penchansky,Thomas)的可及性框架下,可以看出:组织上的障碍较小,经济上的障碍较大,但是否存在个人障碍则要考虑到卫生服务可及性对健康的影响。

第四,本书采用随机截距逻辑回归模型,实证分析 1997—2006 年卫生服务可及性对农村居民健康的影响。研究发现:选取不同的因变量会带来结果的差异。在控制个体特征的因素下,四周患病模型的需方可及性变量对健康有显著影响,家庭人均收入越高,个体健康状况越好,未拥有医疗保险的个体的健康水平要好于拥有者,而供方可及性变量只有医疗服务价格有显著影响,价格越高,患病几率越大,而是否提供药品、去卫生机构的时间、看病等待时间却未表现显著作用;主观自评模型的需方可及性变量中只有家庭人均收入表现出显著性,而供方可及性变量表现不显著;若比较需方、供方可及性作用程度大小,需方的影响力度较大;若从时间的动态变化来看,四周患病模型中看病等待时间由原来的显著变为现在的不显著,主观自评模型提供所需药品、去卫生机构时间变量由原来的显著变为现在的不显著,这说明近年来供方在一定程度上改进,但需方却存在个人障碍。

第五,通过对患病农民患病行为的分析,可以发现 1997—2006 年就诊率、住院率上升,农村居民卫生服务利用量提高,人口老龄化加速、居民收入水平提高、饮食结构改变、医疗保障覆盖面扩大均是促进卫生服务需求及利用增加的主要因素。人均门诊费用、人均住院费用、人均费用、人均自付费用总体上呈现上升趋势,这对低收入群体的卫生服务需要转化为需求造成了障碍。同时当前我国农村居民卫生服务公平性问题突出,医疗救助制度难以真正收到扶贫效果。另外,乡镇卫生院和村卫生室滞后于社会经济的发展,不能满足广大农村居民的卫生服务需求。

第六,通过纵向比较我国村级卫生服务发展辉煌的时期与衰落时期的发展状况,横向对比印度、古巴和巴西等国家的基层卫生服务供给的宝贵经验,可以得到以下启示:政府应该承担主要筹资责任,要立足于基层卫生服务建设,重视疾病预防重视家庭医生的作用,兼顾效率与公平。

9.2　研究局限

相关数据的缺乏使本书的研究受到很大的限制。

首先,本书研究中的最新数据仅为 2006 年,缺乏对 2006 年之后的健康不平等与卫生服务可及性的研究。2008 年,新型农村合作医疗在全国推广,农民参保率超过 90% ,新型农村合作医疗制度的推广和普及会给农村居民的健康不平等带来怎样的影响,这是本书未来继续研究的内容和研究方向。

其次,在使用分层线性模型时,只使用到个体和家庭两层模型。如果考虑到社区的层面,应该使用三层线性模型。事实上,个人嵌套于家庭,家庭嵌套于社区,社区层面的变量比如村卫生室人均医生数、床位数均可以从一定角度反映卫生服务可及性,忽略这些因素可能会影响结果分析。

最后,本书利用卫生服务公平性理论对患病农民的患病行为进行分析时,应该从卫生服务筹资、卫生服务利用、卫生资源配置三个层面进行,由于缺乏卫生资源配置的数据,所以只能对前两者进行分析。而且,在对卫生服务利用分析时,只分析卫生服务数量,而未对卫生服务质量进行评价。另外,以疾病的严重程度作为"需要"变量,仅仅反映了消费者自我认知的需要,而非真正意义上的健康需要,这可能在一定程度上影响了分析结果的全面性。

9.3　政策建议

健康是人力资本的重要组成部分,是人类生存和发展的基础,每个人都有获得良好健康的权利。伴随着我国城乡居民收入不平等加大,我国农村居民的健康水平下降,健康不平等总体上呈现上升的趋势。公平和公正是健康领域的重要目标,减少穷人和富人之间由社会因素造成的健康不平等,提高低收入的健康水平,不仅是解决贫困问题,而且也是保证社会和谐稳定发展的大问题。

医疗市场的结构要与经济发展的水平相适应,要逐步满足日益增长的多层次的消费者的需求。但是,1997—2006 年供方卫生可及性对健康影响微弱。在医疗改革的进程中,如何发展村级卫生服务,如何提高村级卫生服务可及性,如何改善农村居民健康不平等的局面,是摆在我们面前的一个严峻而重大的课题。针对以上问题,本书提出以下对策建议:

9.3.1 将预防保健与健康教育相结合,提高农村居民对疾病的认知能力

老龄化、工业化改变了农村居民生存的自然环境和生活方式,带来了新的健康风险,例如,与抽烟、饮酒等行为相关的肺病和肝病,与饮食结构相关的肥胖、高血压、心血管疾病、糖尿病等。这些疾病可以通过预防保健和健康教育得到改善。

人们对预防保健的需求是一种派生需求,它是由健康的需求派生而来。预防保健需求与医疗服务需求不同,预防保健并不能立即改善健康水平,它有时间的滞后效应。比如疫苗接种可以降低未来感染某类疾病的几率,高血压、糖尿病、脑梗死、心脏病都可以通过预防保健,早发现早治疗。将预防保健需求转化为医疗服务需求,从而降低了"小病转化成大病"的几率。健康教育是所有健康问题的预防方法疾病控制中最为重要的,它主要是通过知识和信息的传播,影响和改变个人行为和生活方式,降低疾病风险。比如高血压和糖尿病患者通过清淡饮食、常食水果、经常锻炼,可以改善疾病状况。

政府应该加大投资力度,建立乡村健康绩效考核的方法,鼓励乡村医生进行预防保健和健康教育。通过预防保健、健康教育,加强农村居民健康意识,提高农村居民对疾病的认知能力,从而消除疾病隐患,真正提高农村居民的健康水平。

9.3.2 完善农村基本药物制度,建立与农民有效支付需求能力相适应的医疗服务价格政策

计划经济时期,我国农村基层医疗服务能够得到农民的认可,具有被国际社会公认的效率,很重要的一条就是成本的适宜性,是以农民可以承受之成本,提供了可及的卫生服务。在经济转轨时期,医疗服务市场体制改革导致农村医疗服务价格上涨。2003 年中央政府建立新型农村合作医疗制度,该制度实施后,某些地区发现村级医疗服务价格上涨,经过报销之后的医疗

费用与未实行新型农村合作医疗之前差距不大。农村居民面临支付"需求不足"与村级卫生服务"供给滞销"的"两难"境地。当前我国正处于医疗改革的进程中,农村三级卫生服务网络改革已经在实行之中,2011 年年底,基本药物制度覆盖全国所有村卫生室。乡镇卫生院集中采购基本药物发放给村卫生室,村卫生室根据卫生部制定的基本药物制度的实施范围,对药品进行配备使用和零差率销售。

9.3.3 降低收入差距,改善低收入群体的健康水平,提高农村卫生服务公平性

收入差距拉大是导致农村健康不平等扩大的一个重要原因,为了减少健康领域的不平等,我们要缩小收入差距,建立起合理的收入分配制度,才能使日益扩大的居民收入差距趋向缓解。

低收入群体面临更大的健康风险,而在卫生服务利用和筹资方面却存在诸多的不公平性。当前的新型农村合作医疗制度与医疗救助制度虽然在扶持低收入群体健康方面发挥了一定的积极作用,但新型农村合作医疗制度的起付线和共付比制约了低收入群体的医疗服务利用。而当前的医疗救助普遍存在覆盖面较小、资金来源不稳定、补助力度低,程序过程繁琐的问题。本书认为医疗救助制度应该与新型农村合作医疗制度有效衔接,同时加大医疗救助力度,扩大救助对象范围,发挥农村居民的舆论监督作用,对救助对象要实行动态管理,定期更新救助对象,确保制度的相对公平性。

9.3.4 加大村级卫生服务投入力度,优化农村三级卫生服务网络体系

我国医疗服务需求出现多元化的特点,当前的村级卫生服务已经不能满足农村居民的需求。村级卫生服务建设要体现政府的主导作用,政府要对村卫生室房屋建设、药品器械匹配、乡村医生培训等方面加大投入力度。

计划经济时期农村三级医疗预防保健网的建立和协调运作,增进了农村居民的健康,促进了农村卫生事业的发展。因此,农村三级卫生服务网络体系是我国农村医疗、预防和保健功能落实的组织保障,同时三级网的任何变化,都可能影响到农村医疗保健的状况。

在三级卫生服务体系中,县、乡、村并不是彼此孤立的,它们应该在各自的功能和定位的框架下,相互协调,共同发挥作用。县级卫生部门除了对乡

镇卫生院进行指导、管理和监督外,还要将村卫生室纳入管理范畴。对村卫生室进行功能定位,制定相应的规章制度和业务流程,对村卫生室的诊疗行为和药品、医疗设备使用情况进行监督,确定村卫生室公共卫生服务的范围和任务量,对乡村医生进行绩效考核,并组织定期培训和业务考试。在乡村组织一体化的背景下,乡镇卫生院除了负责乡村医生的技术指导、业务培训、业务管理、药品和医疗设备的供应外,还要监督村卫生室的药品和医疗设备使用情况,定期检查村卫生室的财务运转状况。乡镇卫生院对乡村医生的培训可以采用定期开办业务讲座的形式,与县级卫生部门讲课的形式相互补充。加强村卫生室的信息化建设,充分利用电子通信等技术手段对乡村医生的诊疗行为和绩效进行定期考核,对药品和医疗设备进行网络监督。同时建立规范、统一的电子健康档案,对农村居民的健康状况进行长期、动态跟踪。通过这些方法,可以有效提高村卫生室的服务能力,提高业务管理的效率。

总之,通过县级卫生部门培育乡级卫生机构在医疗技术上的相对优势,逐步形成乡镇卫生院与村卫生室间合作互助关系,保证农村居民获得及时、廉价的卫生服务,实现农村三级卫生服务网络的良好运转。

9.3.5 建立家庭医生制度,培养全科乡村医生,完善乡村医生补偿和养老政策

古巴以家庭医生和社区联合诊所为核心是医疗体制改革成功的基石。家庭医生除了具备全科的医疗水平,还必须要有较强的职业责任感。家庭医生集预防、治疗、卫生保健、卫生知识宣传等多种功能于一身。家庭医生的责任清晰,任务明确,上午就诊,下午走访居民,为农民建立健康档案,全面掌握了农民的健康状况。家庭医生制度是保障农民健康的重要途径。

针对我国实际情况,首先应制定乡村医生执业资格准入制度,即必须具有乡村医生执业证书或执业(助理)医师证书,并在卫生行政部门注册并获得相关执业许可的情况下,才可行医;其次,在乡村医生的培养方面,要注意全面性,要把乡村医生培养成全科医生;最后,鼓励乡村医生提供上门服务,要求乡村医生在一定时期内走访一定数量的农村居民,主动对农村居民进行预防保健和疾病治疗。

另外,在实施乡村一体化政策和基本药物制度之后,乡村医生的收入受到影响,降低了工作的积极性。为此,应该健全乡村医生多渠道补偿政策,将乡村医生纳入事业编制,使他们的养老和医疗无后顾之忧。

中
国
农
村
卫
生
服
务
可
及
性
对
居
民
健
康
的
影
响
研
究

参考文献

[1]Aday, L. , Andersen, R. and Fleming, G. . Health Care in the US: Equitable for Whom? Beverly Hills, CA: Sage. 1980.

[2]Andersen,R. M. Behavioral Model of Families' Use of Health Services Research. Series No25 Chicago:Center for Health Administration Studies University of Chicago,1968.

[3]Angel, R. and Angel, J. Who Will Care for Us: Aging and Long－term Care. in MulticulturalAmerica. NewYork: New York University Press. 1996.

[4]Andesren,R. M. Revisiting the Behavioral Model and Access to Medical Care: Does it Matter? Journal of Health and Social Behavior,1995,36(1):1:10.

[5]Anderson, R. M. , Davidson, P. L. Measuring Access and Trends In Changing the U. S Health Care System. San Francisco, Jossey Bass Publisher, 1996.

[6]Andesren,Ronald Jonnan Kraustis"Equilty in Healh Services:Empirical analyzes in Social Policy. Cambridge,Mass:Ballinger,1975.

[7]Anderson, R. M. Aday, L. Access to Medical Care in the US:Rcalized

and potential, Medical care,1978,16(7):46 −533.

[8]Andesren,R. M. Societal and Individual Determinants of Medical Care Utilization in the United States. Milbank Quarterly,2005,83(4):1 −27.

[9]Arendt,J. N. Does Education Cause Better Health? A Panel Data Analysis Using School Reform for Identification. Economics of Education Review, 2005,24:149 −160.

[10]AL −Kabir,A. Effects of Community Factors on Infant and Child Mortality in Rural Bangladesh. World Fertility Survey Scientific Report, Voorburt, International Statistical Institute, 1984,56.

[11]Banergee. A. ,Deaton,A. , Duflo,E. Wealth,Health and Health Services in Rural Rajasthan,2004, Health , Health Care and Economics Development,Vol. 94,No. 2,326 −330.

[12]Bartel,A. Health and Labor Market Success:The Role of Various Diseases. The Review of Economics,1979,9(1):132 −140.

[13]Backlund,Sorlie,P. D. ,Johnson,N. J. A. Comparison of the Relationships of Education and Income with Mortality: the National Longitudinal Mortality Study. Social Science &Medicine,1999,49:1373 −1384.

[14]Becker, M. and Maiman, L. Socio −behavioral determinants of compliance. with health and medical regimens, Medical Care,1975. 13: 10 −4.

[15]Benefo,K. ,Schultz,T P. Fertility and Child Mortality in Cote d' Ivoire and Ghana. The World Bank Economic Review,1996,10:123 −158.

[16]Berkman, L. and Syme, S. Social networks, host resistance and mortality: a nine year followup of Alameda County residents, American Journal of Epidemiology, 1979. 109, 186 −204.

[17] Braveman,P. Health Disparities and Health Equity: Concepts and Measurement. Annual Review Public Health,2006,27:167 −194.

[18] Catherine, E. Ross. , Chia − ling, Wu. Hammond. , The Link between Education and Health. American Sociological Review,1995,60:719:745.

[19] Cockerham, W. This Aging Society. Upper Saddle River, New Jersey:Prentice − Hall. 1997.

[20]Cockerham, W. Medical Sociology. Upper Saddle River, New Jersey: Prentice − Hall. 2000.

参考文献

[21] Dean, K. Self - care components of lifestyles: the importance of gender, attitudes and the social situation, Social Science and Medicine, 1989. 29, 2, 137 - 52.

[22] Donabedian, A. and Rosenfeld, L. Some factors influencing prenatal care, New England Journal of Medicine, 1961. 265, 1 - 6.

[23] Doorslaer, E. V. Wagstaff, A. Biechrodt H. Income - Related Inequalities in Health: Some International Comparisons. Journal of Health Economics, 1997, 16:93 - 112.

[24] Dor, A. Gertler, P. , Gaag , J. V . D. Non - Price Rationing and the Choice of Medical Care Providers in Rural Ivory Coast. Journal of health economics, 1987, 6:291 - 304.

[25] Du, S. Mroz, T. A. , Zhai, F et al. Rapid Income Growth Adversely Affects Diet Quality in China - Particularly For The Poor. Social Science and Medicine, 2004, 59(7), 1505 - 1515.

[26] Dutton, D. Explaining the Low Use of Health Services by the Poor: Costs, Attitudes, or delivery system? American Sociological Review, 1978. 43, 348 - 68.

[27] Fanshel, S. , Bush , J. W. A Health Status Index and its Application to the Health Services Outcomes. Operations Research, 1970, 18(6):1021 - 1066.

[28] Farr, W. 5th Annual Report of the Registrar - General, Parliamentary Papers, 1843. XXI.

[29] Flegg, A . T. Inequality of Income, Illiteracy and Medical Care as Determinants of Infant Mortality in Underdeveloped Countries. Populations Studies, 1982, 36:441 - 458.

[30] Frankenberg and Elizabeth . The Effects of Access to Health Care on Infant Mortality in Indonesia. Health Transition Review, 1995, 5, 143 - 163.

[31] Gakidou, E. E. , Murray C. J. L. , Frenk, J. Defining and Measuring Health Inequality: An Approach Based on the Distribution of Health Expectancy. Bulletin of the World Health Organization, 2000, 78(1), 42 - 53.

[32] Gao, T. T. , Rao. Changing Access to Health Services in Urban China: Implications for Equity. Health policy and Planning, 2001, 16:302 - 312.

[33] Gertler, Paul. Locay, L. , Sanderson W. Are user Fees Regressive? The

中国农村卫生服务可及性对居民健康的影响研究

Welfare Implications of Health Care Financing Proposals in Peru. Journal of E-conometrics,1987,36:67 - 88.

[34] Goldstein, H. Multilevel Statistical Models. 2nded. New York: Halstead Press,1995.

[35] Grossman, M. On the Concept of Health Capital and the Demand for Health. Journal of Political economy,1972,80:223 - 255.

[36] Grossman, M. The Demand for Health: A Theoretical and Empirical Investigation. Columbia, Columbia University Press,1972.

[37] Grossman, M. The Demand for Health after a Decade. Journal of Health Economics 1982,1:1 - 3.

[39] Grossman, M. The Human Capital Model of the Demand for Health. NBER Working Papers ,1999,7078.

[40] Grossman, M. Household Production and Health. A Conference in Honor of Jacob Mince's 80th birthday. Economics. 2003,7:332 - 340.

[41] Guilford,M. What does access to health care mean? Journal of Health Services Research &Policy,2002,7(3):186 - 188.

[42] Haug, M. , Akiyama, H. , Tryban, G. , Sonoda, K. and Wykle, M. Self care: Japan and the U.S. compared, Social Science and Medicine, 1991. 33, 9, 1011 - 22.

[43] Irma,T. Educational Differentials in Mortality: United States,1997—1985. Social Science and Medicine,1996,42:47 - 57.

[44] Judge, K. Income Inequality and Population Health . Social Science and Medicine . 1998(4):567 - 579.

[45] Kadushin, C. Social class and ill health: the need for further research, Sociological Inquiry, 1967. 37, 323 - 32.

[46] Kasl,S. , Cobb,S. Health Behavior, Illness Behavior, and Sick Role Behavior. Archives of Environmental Health,1966,12:246 - 266.

[47] Kitagawa,E. M. and P. M. Hauser. Differential Mortality in the United States: A Study in Socioeconomic Epidemiology. Cambridge Mass: Harvard University Press,1973.

[48] Kutner, B. Five Hundred over Sixty: a Community Survey on Aging. New York: Russel Sage Foundation. 1956.

[49] Larue,A. Bank,L. and Ussyjavik. Health in old Age: How Do Physi-

参考文献

cians' Ratings and Self – Ratings Compare? The Journal of Gerontology, 1979, 34(5):687 – 691.

[50] Levy, R. (1983) Social Support and Compliance: a Selective Review and Critique of Treatment Integrity and Outcome Measurement, Social Science and Medicine, 17, 1329 – 38.

[51] Lindeboom, M., Doorslaer, E. V. Cut Point Shift and Index Shift in Self – Reported Health. Journal of Health Economic, 2004, 12(4):124 – 139.

[52] Liu, Y. W. C., Hsiao and K. Eggleston. Equity in Health and Health Care: The Chinese Experience. Social Science and Medicine, 1999, 49: 1349 – 1356.

[53] Marmot, M G. and Kogevinas, M., Elaston, M. a. Social Economic Status and Disease. Social economic status and disease, Annual Review of Public Health, 1987(8), 111 – 135.

[54] Mc, C., Thomas R. The Competitive Nature of the Primary – Care Physician Services Market. Journal of health economics, 1985, 4, 93 – 117.

[55] McKinlay, J. Some approaches and problems in the study of the use of services – an overview, Journal of Health and Social Behavior, 1972. 13, 115 – 52.

[56] MEL Wadsworth, D. J. L., Kuh. Childhood Influences on Adult Health: a Review of Recent Work from the British 1946 National Birth Cohort Study. The MRC National Survey of Health and Development, Pediatric Periapt Epidemiology, 1997, 11(1):2 – 20.

[57] Mechanic. Stress Illness Behavior and the Sick Role. American Sociological Review, 1961, 25:108 – 125.

[58] Mechanic, D. Sociological Dimensions of Illness Behavior. Social Science And Medicine, 1995(41):78 – 112.

[59] Oths, K. (1994) Health care decisions of households in crisis: an example from the Peruvian highlands, Human Organization, 53, 3, 245 – 54.

[60] Parsons, T. (1951) The Social System. Free Press: New York.

[61] Pechansky, R., Thomas, W. The Concept of Access: Definition and Relationship to Consumer Satisfaction. Medical Care, 1981, 19:127 – 140.

[62] Peehansky, R., Thomas, W. Definition and Relationship to Consumer

中国农村卫生服务可及性对居民健康的影响研究

Satisfaction. Medical Care,1981,19(2):127 - 140.

[63] Pescosolido, B. (1992) Beyond Rational Choice: the Social Dynamics of how People Seek Help, American Journal of Sociology, 97, 1096 - 1138.

[64] Peters David. , Poverty and Access to Health Care in Developing Countries. Annals of the New York Academy of Sciences. Sep. 2007.

[65] Preston, S. H. , Samuel, H. The Changing Relation between Mortality and Level of Economic Development. Population Studies, 1975,29:231 - 248.

[66] Pritehett, L. , Summers, L. Wealthier is Healthier. Journal of Human Resources,1996, 31:841 - 868.

[67] Propper,C. , Upward,R. Need, Equity and the NHS:The Distribution of Health Care Expenditure 1974—1987. Fiscal Studies,1992,2:1 - 21.

[68] Rabe - Hesketh. S. , Skrondal, A. Multilevel and Longitudinal Modeling Using Stata. Texas,Stata Press,2008.

[69] Robert,W. ,Fogel. Economic Growth, Population Theory, and Physiology:The Bearing of Long - Term Processes on the Making of Economic Policy. NBER Working Paper No. 4638,1994,09.

[70] Saegert,S. Evans,G. W. Poverty, Housing Niches and Health in the United States. Journal of Social Issues, 2003,59(3).

[71] Shen, T. , Habicht, J P. , Chang Y. Growth of Economic Reforms on China's Urban and Rural Children. Medical Care, 1981, 19:142 - 178.

[72] Spasojevie,J. Effects of Education on Adult Health in Sweden: Results from a Natural Experiment. Mimeo, The Graduate School for Public Affairs and Administration,Metropolitan Collage of New York ,2003.

[73] Suchman, E. Social Patterns of Illness and Medical Care, Journal of Health and Human Behavior,1965. 6, 2 - 16.

[74] Shen, T, Habicht, J. P. , Chang, Y. , Effect of Economic Reformson Child Gravth in Urban and Rural Areas of China. The New England Journal of Medicine, 1996, 335(6):400 - 406.

[75] Theodore, C. (1968) The demand for health services. In Andersen, R. (ed) A Behavioral Model of Families' Use of Health Services. Center for Health Administration Studies, Urbana: University of Illinois.

[76] Twaddle, A. Illness and deviance, Social Science and Medicine, 1973. 7, 751 - 62.

参考文献

[77] Veiga, P. Income – related Health Inequality in Portugal. Working Paper of the Applied Microeconomics Research Unit(NIMA) ,University of Minho, 2005 ,28.

[78] VanDoorslaer, E. Koolman, X. Explaining the Differences in Income – related Health Inequalities Across European Countries, Health Economics,2004 ,13 :609 – 628.

[79] Veenstra,G. ,Social Capital,SES and Health:An Individual – Level Analysis. Social Science and Medicine,2000 ,50 :619 – 629.

[80] Wagstaff,A. , E. van Doorslaer. Overall versus Socioeconomic Health Inequality: A Measurement Framework and two Empirical Illustrations. Health Economics,2004 ,13 , 297 – 301.

[81] Wagstaff, A. E. , Doorslaer V. , N. Watanable, On Decomposing the Causes of Health Sector Inequalities with an Application to Malnutrition Inequalities in Vietnam. Journal of Econometrics,2003 ,112 :207 – 223.

[82] Wagstaff,, A. P. , Paci, E. On the Measurement of Inequalities in Health. Social Science and Medicine, 1991 ,33 ,545 – 557.

[83] Wagstaff, A. E. van Doorslaer . , P. Paci . Equity in the Finance and Delivery of Health Care: Some Tentative Cross – country Comparisons. Oxford Review of Economic Policy,1989 ,5 : 89 – 112.

[84] Wagstaff,A. ,Paci,P. ,Joshi,H. Causes of inequality in Health: Who are you? Where you Live? Or Who Your Parents Were? Policy Research Working Paper 2713 ,World Bank ,2001 ,9.

[85] Wagstaff, A. Van Doorslaer, E and Watanabe N. On Decomposing the Causes of Health Sector Inequalities with an Application to Malnutrition Inequalities in Vietnam. Journal of Econometrics, 2003 ,112(1) ,207 – 223

[86] Wagstaff, A. Inequalities in Health in Developing Countries: Swimming Against The Tide? The World Bank Policy Research Working Paper ,2002 , 2795.

[87] Weinstein,M. C. , Stason,W. B. ,Foundations of Cost – effectiveness Analysis for Health and Medical Practices. New England Journal of Medicine, 1977 ,12 ,716 – 721.

[88] Whitehead, M. Income – Related Inequalities in Health: Some Interna-

中
国
农
村
卫
生
服
务
可
及
性
对
居
民
健
康
的
影
响
研
究

tional Comparisons. Journal of Health Economics. 1997,16(1):93－112.

　[89]Whitehead. The Concept and Principles of Equity and Health. WHO regional office for Europe,Copenhagen,2000.

　[90]WHO. Equity in Health and Health Care. A WHO/SIDA Initiative. WHO, Geneva,1996. 1.

　[91]Wildman, J. Income Related Inequalities in Mental Health in Great Britain Analyzing the Causes of Health Inequality Over Time. Journal of Health Economics, 2003,22:295－312.

　[92]Zhang, X. , Kanbur, R. Spatial inequality in Education and health care in China, China Economic Review, 2005, 16(2):189－204.

　[93]阿玛蒂亚·森. 贫困与饥荒[M]. 王宇,王文玉译. 北京:商务印书馆,2001.

　[94]阿玛蒂亚·森. 以自由看待发展[M]. 任臣责,于真译. 北京:中国人民大学出版社,2002.

　[95]陈达. 人口问题[M]. 北京:商务印书馆,1942:173－175.

　[96]陈志潜. 中国农村的医学——我的回忆[M]. 成都:四川人民出版社,1998.

　[97]樊明. 健康经济学——健康对劳动力市场表现的影响[M]. 北京:社会科学文献出版社,2002.

　[98]封进. 健康需求与医疗保障制度建设——对中国农村的研究[M]. 上海:格致出版社,2009.

　[99]龚幼龙,冯学山. 卫生服务研究[M]. 上海:复旦大学出版社,2002:9－15.

　[100]郭志刚. 社会统计分析方法——SPSS 软件应用[M]. 北京:中国人民大学出版社,1999.

　[101]郭志刚,等. 分层线性模型:应用与数据分析方法[M]. 北京:社会科学文献出版社,2007.

　[102]刘金伟. 当代中国农村卫生公平问题研究[M]. 北京:社科文献出版社,2009.

　[103]刘明权. 顾昕. 王曲. 健康的价值与健康不平等[M]. 北京:中国人民大学出版社,2010.

　[104]王红漫. 大国卫生之难[M]. 北京:北京大学出版社,2004:3－5.

　[105]舍曼·富兰德,等. 卫生经济学[M]. 北京:中国人民大学出版

社,2004.

[106]王洛林.减轻经济全球化中的健康脆弱性——中国农村案例研究[M].北京:经济管理出版社,2008.

[107]维克托.R.福克斯、谁将生存? 健康、经济学和社会选择[M].罗汉,焦艳,朱雪琴,译.上海:上海人民出版社,2000.

[108]吴明.卫生经济学[M].北京:北京大学医学出版社,2002.

[109]姚洋.转轨中国:审视社会公正和平等[M].北京:中国人民大学出版社,2004.

[110]姚洋.高梦滔.健康、村庄民主和农村发展[M].北京:北京大学出版社,2007.

[111]尹德挺.老年人日常生活自理能力的多层次研究[M].北京:中国人民大学出版社,2007.

[112]赵忠.健康、医疗服务与传染病经济学分析[M].北京:北京大学出版社,2007.

[113]世界银行发展报告(1993)[M]//变革世界中的可持续发展.北京:中国财政经济出版社,1994.

[114]世界银行发展报告(2009)[M]//中国农村卫生改革.北京:中国财政经济出版社,2009.

[115]世界银行发展报告(2009)[M].北京:中国财政经济出版社,2010.

[116]中华人民共和国卫生部.国家卫生服务研究——1998年第二次国家卫生服务调查分析报告.

[117]卫生部统计信息中心.第三次国家卫生服务调查分析报告.

[118]卫生部统计信息中心.中国卫生服务调查研究——第四次家庭健康询问调查分析报告.

[119]安建民.关于城镇居民群体患病行为的定量研究[J].中国社会医学,1995(4):8-12.

[120]曹春燕.村卫生室公共卫生服务功能弱化表征及原因[J].湖南农业大学学报,2011(1):40-44.

[121]曹建华,陈俊国,霍江涛.卫生服务公平性理论及方法研究[J].西北医学教育,2006(14):788-792.

[122]陈家应,龚幼龙,舒宝刚.卫生服务公平性研究的理论与现实意义[J].中国卫生资源,2000(3):167-170.

[123]崔西玲,薛兴利. 论农村医疗救助与新型农村合作医疗的有机衔接[J]. 卫生经济研究,2009(4):36-37.

[124]崔秀荣. 农村医疗救助实践中存在的问题及推进策略[J]. 安徽农业科学,2008,36(10):4250-4252.

[125]陈传波,李爽,王仁华. 重启村社力量,改善农村基层卫生服务治理[J]. 管理世界,2010(5):82-90.

[126]陈爱云. 农村医疗救助的功能、存在的问题及对策探讨[J]. 中国初级卫生保健,2009(2):08-09.

[127]陈家应,龚幼龙,严非. 卫生保健与健康公平性研究进展[J]. 国外医学卫生经济分册,2000(19):153-157.

[128]陈家应,龚幼龙,黄德明. 经济收入和医疗保健制度对卫生服务公平性的影响[J]. 中国卫生资源,2001(4):170-171.

[129]陈苗,伊斯特伍德(Eastwood),颜子仪. 中国儿童营养不良的不平等:所居之处实为重要. 世界经济文汇,2005(1):54-66.

[130]褚雪玲. 我国农村居民健康的影响因素研究[J]. 农业技术经济,2010(5):32-37.

[131]褚雪玲. 我农村居民健康人力资本的收入效应与影响因素研究[D]. 浙江大学博士学位论文,2010.

[132]崔颖. 西部地区村卫生室卫生服务能力评价指标体系构建研究[D]. 武汉:华中科技大学,2009.

[133]杜长宇. 农民基本医疗卫生服务供给的国际经验及对中国的启示[J]. 理论界,2011(8):170-172.

[134]杜仕林,赖长宏. 我国基层卫生服务体系制度建设研究[J]. 重庆工商大学学报(西部论坛),2009(19):55-60.

[135]樊桦. 农村居民健康投资不足的经济学分析[J]. 中国农村观察,2001(7):37-44.

[136]封进,秦蓓. 中国农村医疗消费行为变化及其政策含义[J]. 世界经济文汇.2006(1):75-88.

[137]封进,余央央. 中国农村的收入差距与健康[J]. 经济研究,2007(1):79-88.

[138]封进,宋铮. 中国农村医疗保障制度:一项基于异质性个体决策行为的理论研究[J]. 经济学季刊,2007(3):841-858.

[139]封进,李珍珍.中国农村医疗保障制度的补偿模式研究[J].经济研究,2009(4):103-115.

[140]封进,张涛.医疗服务体系中多元所有制模式比较及中国的选择[J].江海学刊,2009(6):74-79.

[141]封进,刘芳,陈沁.新型农村合作医疗对县村两级医疗价格的影响[J].经济研究,2010(11):127-139.

[142]冯星淋,沈娟,郭岩.儿童健康公平性的社会决定因素研究[J].北京大学学报(医学版),2010(42):252-257.

[143]傅永珍.村卫生服务现状调查及对策[J].卫生职业教育,2010(9):107-108.

[144]傅卫.中国农村卫生服务供给系统的问题与对策[J].中国卫生经济.1999(4):72-78.

[145]高建民,周忠良.互助医疗改善卫生服务公平性的效果评价[J].中国卫生经济,2007(10):39-42.

[146]高建民,周忠良,闫菊娥,等.我国基本医疗保障制度卫生服务可及性实证研究[J].中国卫生经济,2010,29(7):5-8.

[147]顾昕,方黎明.农村医疗服务体系的能力建设与新型农村合作医疗的运行[J].河南社会科学,2007(5):65-68.

[148]郭永松.卫生服务公平性:现实的困惑与理性思考[J].医学与社会,2002(15):1-3.

[149]何芸芳.可持续发展视角下重庆市村级卫生服务发展对策研究[D].重庆:重庆医科大学硕士学位论文,2010.

[150]侯志远,孟庆跃,赵苗苗.我国基层卫生机构公共筹资现状研究[J].中国卫生经济,2010(4):26-28.

[151]胡琳琳.我国与收入相关的健康不平等实证研究[J].卫生经济研究,2005(12):35-39.

[152]胡敏.农村基本医疗卫生服务购买策略研究——基于宁夏农村的理论与实证研究[D].上海:复旦大学博士学位论文,2011.

[153]黄晓燕,张乐.印度公共卫生医疗体系[J].南亚研究季刊,2006(4):11.

[154]姜风雷.鲁村卫生室[D].北京:中央民族大学硕士学位论文,2007.

[155]齐良书,徐少英.我国农村居民不同社会经济地位群体之间的健康差距[J].中国卫生政策研究,2011(5):34-40.

[156]李彬.村卫生室在新农村卫生服务体系中的社会角色研究[D].武汉:华中科技大学博士学位论文,2008.

[157]李彬,杨洁敏.基于社会角色理论的村卫生室定位方法[J].华中科技大学学报:社会科学版,2009(23):20-26.

[158]李恩平.农村老年人口经济状况对健康和医疗资源利用的影响[D].北京:中国社会科学院研究生院博士学位论文,2003.

[159]李红丽.优化农村卫生服务体系的思考[J].安徽农业大学学报:社会科学版,2011(3):4-6.

[160]李敏.对健康公平性及其影响因素的研究[J].中国卫生事业管理,2005(9):516-519.

[161]黎民,贾宁生.中国农村医疗救助制度:理论分析与现实考察[J].青岛行政学院学报,2008(5):76-80.

[162]李鹏菲.对中国农村医疗救助的研究[J].经济研究导刊,2011(6):37-38.

[163]李修康.农村医疗救助政策研究综述[J].柳州职业技术学院学报,2011,11(1):5-7.

[164]李欣.收入差距影响居民的健康机制探讨[J].山东经济,2009(7):34-37.

[165]李智英,成首珍,郭丽.居民求医行为及影响因素的研究现状[J].现代临床护理.2010.9(11):66-68.

[166]林冰,杜亚平.疾病负担研究在卫生服务可及性评价中的应用进展[J].中国全科医学,2008(8):1375-1380.

[167]刘宝,胡善联.社会经济变革背景下的健康不平等研究[J].中国卫生经济,2002(9):7-8.

[168]刘广彬.我国居民的健康不平等状况及其发展趋势——基于CHNS2006年的健康自评数据[J].卫生经济研究,2009(4):21-23.

[169]刘恒,巢健茜.我国城镇居民与收入相关的健康不平等程度及影响因素分析[J].中国全科医学,2009(12):1609-1610.

[170]刘慧侠.健康不平等:走向可持续、和谐增长的羁绊——转型期中国健康不平等研究[D].西安:西北大学博士学位论文,2006.

[171]刘婧敏. 收入增长和收入差距扩大对健康不平等的影响[D]. 上海:复旦大学博士学位论文,2010.

[172]刘岩. 巴西医疗保障制度研究及启示[J]. 生产力研究,2009(12):131-133

[173]刘国恩,Dow. William H. ,傅正泓,等. 中国的健康人力资本与收入增长[J]. 经济学(季刊),2004,4(1):101-118.

[174]刘玉恩,冯显威. 我国卫生服务公平性探析[J]. 医院管理论坛,2006(114):13-17.

[175]李华,张志元,郭威. 完善我国农村医疗救助制度的思考[J]. 人口学刊,2009(1):18-21.

[176]李顺平,孟庆跃. 卫生服务公平性及其影响因素研究综述[J]. 中国卫生事业管理,2005(3):132-134.

[177]李晓林. 我国医疗服务领域公平性分析[D]. 吉林大学博士学位论文,2006.

[178]李珍珍,封进. 教育对健康的影响——基于上海家庭调查数据的研究[J]. 中国劳动经济学,2006(4):30-41.

[179]刘相瑜,于贞杰,李向云. 卫生服务公平性研究进展综述[J]. 中国卫生事业管理,2011(5):323-326.

[180]孟庆跃. 中国卫生保健体制改革与健康公平[J]. 中国卫生经济,2007,26(1):9-14.

[181]孟德峰,张兵,王翌秋. 新型农村合作医疗对农民卫生服务利用影响的实证研究[J]. 经济评论,2009(3):69-76.

[182]苗艳青. 卫生资源可及性与农民的健康问题:来自中国农村的经验分析[J]. 中国人口科学,2008(3):47-55.

[183]宁满秀,潘丹,李晓岚. 新型农村合作医疗对农户预防性储蓄的挤出效应研究[J]. 福建农林大学学报:哲学社会科学版,2010,13(3):32-37.

[184]饶克勤,姚岚,秦立轩. 健康公平的测量方法[J]. 中国卫生经济,1998(12):30-32.

[185]沈凤鸣. 江西省村卫生室卫生服务能力评价研究[D]. 南昌:南昌大学硕士学位论文,2010.

[186]石光,雷海潮. 印度卫生保健体制概况——印度卫生保健体制考

察报告之一[J].中国卫生经济,2008(8):91-94.

[187]时黎,张开宁,姜润生.卫生服务公平性理论框架的探讨[J].中国卫生事业管理,2003(1):4-6.

[188]宋月萍.卫生医疗资源的可及性与农村儿童的健康问题[J].中国人口科学,2006(6):43-48.

[189]宋月萍.卫生服务可及性的提高是否能增进儿童就医性别公平?[J].中国药物经济学,2008(3):12-24.

[190]孙健,舒彬孜,申曙光.我国农村居民医疗需求影响因素研究[J].农业技术经济,2009(3):60-66.

[191]孙晓杰.社会资本与城市居民健康公平的关系——来自西宁和银川的实证研究[D].济南:山东大学博士学位论文,2008.

[192]孙晓锦.农村医疗救助与新型农村合作医疗制度有效衔接研究[J].西北农林科技大学学报:社会科学版,2011(11):35-40.

[193]孙晓锦.农村医疗救助与新型农村合作医疗衔接对策研究[J].中国卫生事业管理,2011(6):452-454.

[194]孙胤羚.威海市城乡不同社会经济地位居民卫生服务公平性研究[D].济南:山东大学硕士学位论文,2006.

[195]谭涛.重庆市居民健康不公平性研究[D].重庆:重庆医科大学硕士学位论文,2010.

[196]王承就.古巴的家庭医生制度及对中国农村医改的启示[J].社会科学家,2008(7):40-43.

[197]王俊,昌忠泽,刘宏.中国居民卫生医疗需求行为研究[J].经济研究,2008(7):105-117.

[198]王丽敏,张晓,科迪(David Coady).健康不平等及其成因——中国儿童健康调查实证研究[J].经济学(季刊),2003,2(2):417-433.

[199]王敏.四川省城市居民健康公平性探讨[D].成都:四川大学硕士学位论文,2005.

[200]王丽娜.我国农村健康人力资本的区域差异及影响研究[D].沈阳:东北师范大学硕士学位论文,2005.

[201]王诺.古巴医疗体制的评价及其对中国的启示[J].拉丁美洲研究,2009(4):50-56.

[202]王曲,刘民权.健康的价值及若干决定因素:文献综述[J].经济

学季刊,2005(1):1-52.

[203]王小万.居民健康与医疗服务需求及利用的理论与实证研究[D].中南大学博士学位论文,2005.

[204]王艳.关于健康不公平性评价方法的研究[D].重庆:重庆医科大学硕士论文,2002.

[205]王延中.新世纪中国农村医疗保障制度的发展方向和政策建议[J].中国卫生经济,2001(2):6-8.

[206]王跃生.当代中国家庭结构变动分析[J].中国社会科学,2006(1):96-108.

[207]魏众,B.古斯塔夫森.中国居民医疗支出不公平性分析[J].经济研究,2005(12):26-34.

[208]魏众.健康对非农就业及其工资决定的影响[J].经济研究,2004(2):64-74.

[209]吴建,张亮.农村医疗救助政策执行阻滞的利益分析[J].医学与社会,2008,21(4):19-23.

[210]夏松青.论村卫生室在农村卫生服务网络中的地位和作用[J].卫生经济研究,2008(6):43-48.

[211]解垩.与收入相关的健康及医疗服务利用不平等研究[J].经济研究,2009(2):92-105.

[212]解垩,涂罡.中国健康绩效的动态演进:公平与效率的权衡[J].中国软科学,2011(7):9-16.

[213]熊金才.家庭结构的变迁与家庭保障功能的弱化[J].太平洋学报,2006(8):73-78.

[214]许军,罗乐宣,吴娴波,等.深圳市不同受教育程度人群的自测健康状况调查分析[J].实用医学,2006(22):78-82.

[215]叶春辉,等.收入、受教育水平和医疗消费[J].社会保障制度,2008(12):42-47.

[216]杨红燕.建立农村医疗救助制度的若干难点分析[J].卫生经济研究,2005(5):20-21.

[217]杨红燕.我国城乡居民健康公平性研究[J].财经科学,2007(3):69-75.

[218]杨菊华.多层模型在社会科学领域的应用[J].中国人口科学,

2006(3):44-50.

[219]杨惠芳,陈才庚.墨西哥和巴西的农村医疗保险制度及其对中国建立农村新型合作医疗制度的几点启示[J].拉丁美洲研究,2004(5):50-58.

[220]杨健.发展中国家农村医疗保险制度及其借鉴[J].瞭望,2007(9):28-29.

[221]叶春辉,封进,王晓润.收入、受教育水平和医疗消费[J].社会保障制度,2008(12):42-47.

[222]袁萌,王宁,袁冬莹.不同婚姻状况对健康状态的影响研究[J].中华中医药学刊,2011(7):15-17.

[223]原新,刘佳宁.我国农村人口的健康贫困探讨[J].南开学报:哲学社会科学版,2005(4):94-99.

[224]张显,坎布尔.中国教育及卫生经济领域显著的不平等[J].中国经济评论,2005(16):189-204.

[225]詹宇波.健康不平等及其度量——一个文献综述[J].世界经济文汇,2009(3):109-118.

[226]张春汉.农村居民行为研究[D].华中农业大学硕士论文.2005.

[227]张思锋,李菲,王立剑.新型农村合作医疗对农村居民卫生服务可及性的影响[J].兰州大学学报:社会科学版,2011,39(5):97-102.

[228]张晓阳.基于社区卫生服务体系的基本卫生保健服务提供研究[D].南京医科大学硕士学位论文,2010.

[229]赵忠.我国农村人口的健康状况及影响因素[J].管理世界,2006(3):78-85.

[230]张纯元.高龄老人受教育程度与健康长寿关系研究[J].南方人口,2003(3).

[231]张奎力.印度农村医疗卫生体制[J].社会主义研究,2008(2):59-63.

[232]赵江利,王裕明,王金涛.农村医疗救助制度与"新农合"制度衔接问题研究[J].劳动保障世界,2010(1):34-37.

[233]赵艳飞.新型农村合作医疗实施中医疗服务公平性研究[D].山东农业大学硕士学位论文,2009.

[234]朱玲.政府与基本农村医疗保障制度选择[J].中国社会科学,

2000(3):12-21.

[235]朱玲. 健康投资与人力资本通论. 经济学动态,2002(8):56-60.

[236]朱玲. 构建竞争性县乡医疗服务供给机制[J]. 管理世界,2006(6):55-62.

[237]周云辉,袁小云,朱金龙. 论村卫生室建设与农村合作医疗作用[J]. 中国初级卫生保健,2000(5).

[238]钟爽,孟庆跃,孙晓杰. 城乡基层卫生服务机构预防保健功能比较分析[J]. 中国卫生政策研究,2011(11):7-11.

[239]张春汉. 农村居民患病行为研究——对中部地区农村社区的调查[D]. 华中农业大学硕士学位论文,2005.

[240]张车伟. 营养、健康与效率——来自中国贫困农村的证据[J]. 经济研究,2003(1):3-12.

[241]唐景霞,张毓辉,赵郁馨,等. 陕西省医疗服务利用公平性分析报告[OL]. 价值中国网. http://www.chinavalue.net/Finance/Article/2005-10-18/12345.html.

[242]张自宽,赵亮,李枫. 新型农村合作医疗网——中国农村合作医疗50年之变迁. http://www.wyzxsx.com/Article/Class19/200606/7668.html.

后　记

　　本书是在我的博士论文的基础上修改而成。选择农村卫生服务可及性和健康问题作为我的研究方向与我的个人经历有关。我出生在农村，在农村目睹疾病给低收入家庭带来的困难。相对于城市居民，农村居民看病难、看病贵问题更为突出。2003 年在贵州大学学习期间，在张星伍先生的指导下，我参与哈佛大学国际合作项目，并对我国农村医疗保障问题产生了浓厚兴趣。2006 年进入到天津中医药大学医疗保险专业工作，经过几年的积累，对医疗领域问题有了一定的了解。2009 年我以优异的成绩考入南开大学，在陈卫民教授门下攻读博士学位。陈老师是人口老龄化与社会保障问题的专家，他高屋建瓴、学识渊博、治学严谨。在博士论文的选题过程中，我选择了卫生服务可及性与农村居民健康不平等的研究方向，这个课题国内研究较少，相关资料也十分缺乏。从选题时的懵懂、迷茫和困惑，到最终完成论文并顺利通过答辩，其中甘苦自知。博士求学三年是我人生中的重大历练。每当翻阅博士论文时，便会想起 2009—2012 年在南开大学学习和奋斗的日子，那段充实紧张的生活是我一生中难忘的回忆。

　　在多年学习和工作的日子中，我深深地感受到个人的力量是多么的渺小，也更深深体会到给予我帮助的每一位老师、朋友的真情实意。在此，我衷心地感谢所有帮助过我的人!

　　首先感谢我的硕士生导师张星伍先生,是张老师把我领进卫生领域的学术殿堂。硕士学习三年间,张老师在学术专业训练上对我严格要求,尽心传播学业;在生活中,向慈父般关怀我们几个学生的成长。

　　在此,要特别感谢我的博士生导师陈卫民教授。在撰写论文的过程中,陈老师始终给予了悉心指导和严格把关。陈老师专门为我制订学习计划,两周开展一次学术讨论。在讨论的过程中,陈老师从高处着眼,经常一针见血地指出我的思路问题,并提出整改方案。通过长期的训练,夯实了了我的学术基础,开拓了我的科研思路。陈老师待人宽厚,态度和蔼,是学生的良师益友。博士三年求学,我不仅从陈老师那里汲取到知识的营养,也学会了如何做人、做事。陈老师为我们树立了学者型的楷模,是我们今后教学、科研的学习榜样!

　　南开大学人口所每一位老师都曾经给予我无私的帮助,在此一并表示感谢!感谢李建民教授、朱镜德教授、黄乾教授、吴帆副教授。

　　感谢好友刘金华、田青、朱翠华对我学习和工作的鼓励和支持,感谢天津中医药大学马蔚姝、李惠老师给予我的关心和帮助。

　　感谢段君峰对我的理解和支持,能遇到他是我人生之幸!是他的关心和鼓励,使我有勇气克服一个又一个困难,最后学有所成。感谢哥哥辛洪川在百忙之中帮助我修改论文,他的认真和细致让我非常感动。感谢弟弟经常给我带来欢声笑语,排解了我学习中的烦忧。感谢父母给予我生命,并把我抚养成人!家人的关心和爱是我人生动力的源泉!

　　由于本人水平有限,著作中不足之处在所难免,恳请各位专家、同行批评指正!

辛怡
2013 年春

中国农村卫生服务可及性对居民健康的影响研究